U0254599

临床常见心电图手册

Livro de Bolso de Eletrocardiogramas (ECGs) Clínicos Comuns

主　编　李侨　杨轶

Autor　Dr.Li Qiao, China　　Dr.Yang Yi, China

四川科学技术出版社

Sichuan Editora de Ciência e Tecnologia

图书在版编目（CIP）数据

临床常见心电图手册：汉文、葡萄牙文 / 李侨，杨轶主编. —— 成都：四川科学技术出版社，2023.1

ISBN 978-7-5727-0833-6

Ⅰ.①临… Ⅱ.①李… ②杨… Ⅲ.①心电图 – 手册 – 汉、葡 Ⅳ.①R540.4-62

中国国家版本馆CIP数据核字(2023)第020090号

临床常见心电图手册
LINCHUANG CHANGJIAN XINDIANTU SHOUCE

主　编　李　侨　杨　轶

出品人　程佳月
策划组稿　钱丹凝
责任编辑　税萌成
封面设计　经典记忆
责任出版　欧晓春
出版发行　四川科学技术出版社
　　　　　成都市锦江区三色路238号　邮政编码 610023
　　　　　官方微博 http://weibo.com/sckjcbs
　　　　　官方微信公众号 sckjcbs
　　　　　传真 028-86361756
成品尺寸　130 mm × 185 mm
印　张　4.75
字　数　100千
印　刷　四川华龙印务有限公司
版　次　2023年2月第 1 版
印　次　2023年2月第 1 次印刷
定　价　29.00元

ISBN 978-7-5727-0833-6

邮　购：成都市锦江区三色路238号新华之星A座25层　邮政编码：610023
电　话：028-86361770

编者信息

主　编

李　侨　四川大学华西医院, 成都, 四川, 中国

杨　轶　四川大学华西医院, 成都, 四川, 中国

名誉主编

刘伦旭　四川大学华西医院, 成都, 四川, 中国

彭博文　四川省卫生健康委员会科教处, 成都, 四川, 中国

副 主 编

米利安·卡珊德拉　艾瑞斯·德·梅内泽斯医院, 圣多美和普林西比民主共和国

古丽丹　四川大学华西医院, 成都, 四川, 中国

葡语审校

米利安·卡珊德拉　艾瑞斯·德·梅内泽斯医院, 圣多美和普林西比民主共和国

车婉婷　四川省卫生健康委员会国际交流中心, 成都, 四川, 中国

编　　委（按姓氏拼音排序）

白莉平　四川大学华西第二医院, 成都, 四川, 中国

陈冬梅　西南医科大学附属口腔医院, 泸州, 四川, 中国

黄成龙　西南医科大学附属口腔医院, 泸州, 四川, 中国

李正华　四川省卫生健康委员会国际交流中心, 成都, 四川, 中国

刘建伟　西南医科大学附属中医医院, 泸州, 四川, 中国

赵玉帛　四川省卫生健康委员会国际交流中心, 成都, 四川, 中国

Informações de Autores

Autor

Li Qiao Hospital da China Ocidental, Universidade de Sichuan, Chengdu, Província de Sichuan, R.P.China

Yang Yi Hospital da China Ocidental, Universidade de Sichuan, Chengdu, Província de Sichuan, R.P.China

Autor honorário

Liu Lunxu Hospital da China Ocidental, Universidade de Sichuan, Chengdu, Província de Sichuan, R.P.China

Peng Bowen Divisão de Tecnologia e Educação da Comissão Provincial de Saúde de Sichuan, Chengdu, Província de Sichuan, R.P.China

Autora associada

Miryan Cassandra Hospital Ayres de Menezes, República Democrática de São Tomé e Príncipe

Gu Lidan Hospital da China Ocidental, Universidade de Sichuan, Chengdu, Província de Sichuan, R.P.China

Tradutora e Revisora de português

Miryan Cassandra Hospital Ayres de Menezes, República Democrática de São Tomé e Príncipe

Che Wanting Centro de Intercâmbio Internacional da Comissão Provincial de Saúde de Sichuan, Chengdu, Província de Sichuan, R.P.China

Membro do conselho editorial (ordenadas por apelido)

Bai Liping Hospital Segundário da China Ocidental, Universidade de Sichuan, Chengdu, Província de Sichuan, R.P.China

Chen Dongmei Hospital Estomatológico Afiliado da Universidade Médica do Sudoeste, Luzhou, Província de Sichuan, R.P.China

Huang Chenglong Hospital Estomatológico Afiliado da Universidade Médica do Sudoeste, Luzhou, Província de Sichuan, R.P.China

Li Zhenghua Centro de Intercâmbio Internacional da Comissão Provincial de Saúde de Sichuan, Chengdu, Província de Sichuan, R.P.China

Liu Jianwei Hospital de Medicina Tradicional Chinesa Afiliado da Universidade Médica do Sudoeste, Luzhou, Província de Sichuan, R.P.China

Zhao Yubo Centro de Intercâmbio Internacional da Comissão Provincial de Saúde de Sichuan, Chengdu, Província de Sichuan, R.P.China

序言一

中国医疗队是我国对外交往中的一张"名片"。自1963年第一支中国医疗队成立并向阿尔及利亚派遣援外医疗队以来，一批批援外医疗队员秉承"不畏艰苦、甘于奉献、救死扶伤、大爱无疆"的精神，已书写了60年中国援外医疗的光辉岁月。

四川大学华西医院从1976年第一次接到派遣援外医疗队员的任务开始，已派遣26批51人次参加援外医疗队，分赴莫桑比克、安哥拉、圣多美和普林西比等国家执行援外医疗任务。在那些艰辛的岁月，他们肩负祖国的重托，告别亲人远赴他乡，勇敢地面对疫病痼疾、战争动乱，克服艰难困苦，坚守工作岗位，以精湛的医术，忘我工作，救死扶伤，用生命谱写了一曲崇高的生命礼歌。2021年9月17日，第17批援圣多美和普林西比中国医疗队（四川）从成都出发，我院血管外科主任医师杨轶担任队长，与心血管内科李侨副主任医师白衣执甲，赓续前行，再书新章。

习近平总书记提出的中非卫生健康共同体的新理念，为中非加强卫生健康领域合作提供了新动力，注入了新内涵。培养非洲医疗卫生人才是中非卫生医疗合作的重要举措之一，李侨副主任医师、杨轶主任医师正是结合自身专业特点，在对当地的医学基础教育情况进行充分调研后，积极开展有利于当地卫生人才培养的创新工作。他们凭借过硬的专业知识和丰富的临床经验，结合当地卫生教育的诉求，主编《临床常见心电图手册》，并在"中非对口医院合作机制项目"的支持下出版。该书采用中文和葡萄牙语（葡语为当地官方语言）双语的形式编写，内容涵盖了临床心电图的基础知识，配以大量临床真实常见的心电图图谱，说明文字简洁扼要，章节分类清晰且有序地介绍了相关心电图的诊断标准、诊断要点、图形特点、临床相关注意事项，有助于当地的医学生、医疗从业人员对心电图的日常学习和了解其背后的临床意义，并转化为临床应用，提高日常临床诊疗中对心电图结果的判读技能。

作为四川省援外医疗第一本专门为葡语系卫生合作对象编写的中葡双语临床常见心电图手册，这一秉承"授人以鱼不如授人以渔"思想的创新成果，将践行留下一支"带不走"的中国医疗队的承诺，对进一步加强中非卫生合作产生积极而深远的影响。

四川大学华西医院常务副院长　刘伦旭

序言二

2021年是四川省援外医疗45周年，近半个世纪以来，中国医疗队维护受援国人民健康、促进受援国卫生事业发展，谱写了无数中非友好故事。2021年9月17日，第17批援圣多美和普林西比中国医疗队（四川）从成都出发，接过援外接力棒，续写光辉篇章。

习近平总书记曾指出，卫生援外工作是我国外交工作的重要内容，援外医疗工作是一项艰苦而光荣的任务。中国医疗队是我国对外交往中的一块"金字招牌"，如何进一步加强对受援国卫生需求的研究，找准合作切入点，开展精准援助，是我们在援外医疗工作中的重点。李侨副主任医师、杨轶主任医师主编的《临床常见心电图手册》一书的出版，其意义深远。他们充分利用援外经验和扎实的专业知识，结合当地医院及医护人员的实际需要，解决当地在心电图基础辅助检查及结果判读等方面存在的困境。

该书籍以中文和葡萄牙语双语的形式编写，主要内容涵盖了临床心电图的基础知识，以大量的真实心电图配以简洁明了的说明文字，分类清晰有序地介绍了临床常见异常心电图诊断标准、诊断要点、图形特点、临床相关注意事项，有助于受众对心电图的日常学习和了解其背后的临床意义，并转化为临床应用，提高日常临床诊疗中对心电图结果的判读技能。

作为四川省援外医疗第一本专门为葡语系受援国编写的中葡双语临床常见心电图手册，这是四川省援外医疗工作的一种创新形式，致力于受援国的医疗基础教育，使医疗服务和医学教育紧密结合，提高了援助的针对性和实效性，为受援国留下了一支"带不走"的中国医疗队。

四川省卫生健康委员会科教处　彭博文

Conteúdos 目录

1. O que se pode ver quando se recebe um ECG

Este é um eletrocardiograma (ECG) normal de 12 derivações.
(Fig. 1)

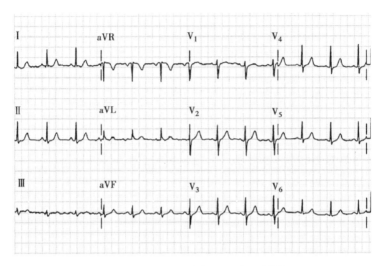

Fig. 1 ECG normal（图 1　正常心电图）

Podemos ver

(1)muitas caixas quadradas.

(2)muitas ondas confusas.

(3)alguns números romanos (I , II , III), bem como algumas combinações de alfabetos e números (aVR, aVL, aVF, V_1, V_2, V_3, V_4, V_5, V_6).

A fim de apreciar plenamente o mundo do ECG, precisamos de nos familiarizar com as caixas, ondas confusas, números romanos, alfabetos e números.

1. 当你拿到一张心电图，可以看到什么

这是一张正常 12 导联心电图。（图 1）

我们可以看到：

（1）许多方形的格子。

（2）许多复杂的波形。

（3）一些罗马数字（Ⅰ、Ⅱ、Ⅲ），以及一些字母和数字的组合（aVR、aVL、aVF、V_1、V_2、V_3、V_4、V_5、V_6）。

为了充分了解心电图的世界，我们需要熟悉这些方形的格式、复杂的波形、罗马数字、字母和数字所代表的意义。

2. Qual é a conotação das caixas

As caixas no ECG (Fig. 2)

(1) Todas as caixas são quadradas com 1 mm de lado.

(2) A linha horizontal das caixas representa o tempo. Geralmente, o papel gráfico move-se a uma velocidade constante de 25 mm/s, uma caixa representa 0,04 s (40 ms).

(3) A linha vertical da caixa (ordenada vertical) representa a amplitude e 0,1 mV por caixa pequena geralmente.

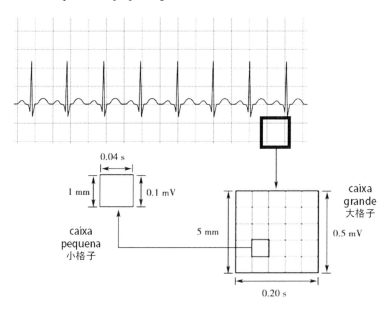

Fig. 2 Conotação das caixas em ECG com 25mm/s velocidade do papel

（图 2　在 25mm/s 的走纸速度下进行心电图检查时绘制出来的图纸）

2. 这些格子的意义是什么

心电图中的格子（图2）

（1）所有的格子都是正方形的，边长为1 mm。

（2）格子的横向代表时间。通常情况下，心电图图纸会以25 mm/s的速度匀速移动打印出心电图，一个方格的横向距离代表0.04 s（40 ms）。

（3）格子的纵向（垂直坐标方向）代表电压，每小格代表0.1 mV。

3. Qual é a conotação das ondas confusas

As ondas e os intervalos no ECG (Fig. 3)

(1) As ondas no ECG são rotuladas como P, Q, R, S, T, e U.

(2) As ondas P, T, e U são deflexão única.

(3) As ondas Q, R, e S são agrupadas para formar o complexo QRS.

(4) Onda P: representa ao despolarização da auricula esquerda e direita.

(5) Intervalo P-R: intervalo desde o início da onda P até ao início de Complexo QRS e mede o tempo durante o qual a despolarização começa nas auriculas e viaja por caminhos internodais, junção atrioventricular, feixe de His, esquerdo e ramo direito, os seus fascículos e fibras Purkinje para despolarizar os ventrículos. (Fig. 4)

(6) complexo QRS: representa a despolarização nos ventrículos esquerdo e direito.

(7) Segmento ST: a linha que liga o fim do complexo QRS e o início do Onda T, representando o período isopotencial entre a conclusão da despolarização e a repolarização do ventrículo.

(8) Onda T: representa uma repolarização rápida através do ventrículo.

(9) Intervalo Q-T: representando todo o processo de despolarização e repolarização ventricular.

(10) Onda U: é uma pequena deflacção que segue a onda T, e o seu mecanismo de geração permanece desconhecido.

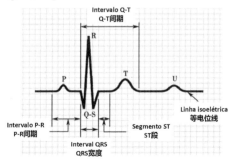

Fig. 3 Conotação das ondas confusas (图 3　各个波形的意义)

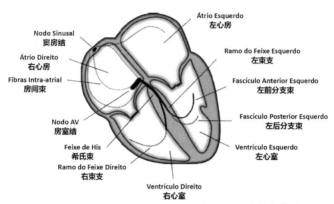

Fig. 4 Condução eléctrica cardíaca (图 4　心脏的电传导)

3. 这些复杂的波形的含义是什么

心电图中各个波和波段（图 3）

（1）心电图上的这些波形被命名为 P、Q、R、S、T 和 U 波。

（2）P 波、T 波和 U 波为独立的波形。

（3）Q 波、R 波和 S 波组合在一起，形成 QRS 波群。

（4）P 波：代表左心房和右心房除极。

（5）PR 间期：从 P 波开始到 QRS 波群开始，衡量除极的电活动从心房开始，经过结间束、房室交界区、希氏束、左束支和右束支及通过浦肯野纤维到心室除极开始的时间。（图 4）

（6）QRS 波群：代表左、右心室的除极。

（7）ST 段：连接 QRS 波群终点和 T 波起点的线，代表心室除极后到复极前的平台期。

（8）T 波：代表通过心室的快速复极化过程。

（9）QT 间期：代表心室除极和复极的整个过程。

（10）U 波：是继 T 波之后的一个小的波形，其产生机制仍不清楚。

4. Qual é o significado dos numerais e combinações romanas de alfabeto e numerais

(1) Representam as derivações do ECG.

(2) I, II, e III: três derivações padrão. (Fig. 5)

①Derivação I: membro superior esquerdo está ligado ao eléctrodo positivo e membro superior direito está ligado ao eléctrodo negativo.

②Derivação II: membro inferior esquerdo está ligado ao eléctrodo positivo e membro superior direito ligado ao eléctrodo negativo.

③Derivação III: membro inferior esquerdo está ligado ao eléctrodo positivo e membro superior esquerdo está ligado ao eléctrodo negativo.

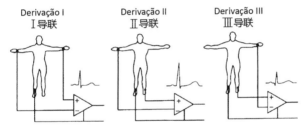

Fig. 5 Colocação de derivações de membros padrão（图5　标准肢体导联的放置）

(3) aVR, aVL e aVF: três derivações aumentadas.(Fig. 6)

①aVR: o eléctrodo é colocado em membro superior direito.

②aVL: o eléctrodo é colocado em membro superior esquerdo.

③aVF: o eléctrodo é colocado à esquerda membro inferior.

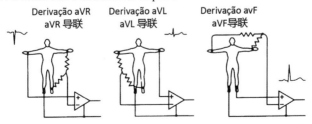

Fig. 6 Colocação de derivações de membros unipolares aumentados
（图6　加压单极肢体导联的放置）

(4) V_1, V_2, V_3, V_4, V_5, V_6: seis derivações no peito.(Fig. 7)

①V_1: o eléctrodo é colocado no quarto espaço intercostal à direita do esterno.

②V_2: o eléctrodo é colocado no quarto espaço intercostal à esquerda do esterno.

③V_3: o eléctrodo é colocado no ponto médio entre V_2 e V_4.

④V_4: o eléctrodo é colocado no quinto espaço intercostal na linha medianamente clavicular esquerda.

⑤V_5: o eléctrodo é colocado na intersecção da linha axilar anterior esquerda e nível de eléctrodo V4.

⑥V_6: o eléctrodo é colocado na intersecção da linha média-axilar esquerda e V4 nível de eléctrodo.

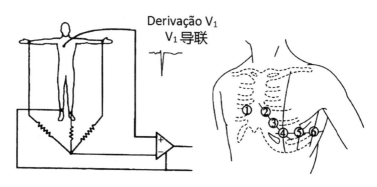

Derivação V_1
V_1 导联

Fig. 7 Colocação de derivações no peito (图 7 胸导联的放置)

4. 罗马数字以及这些字母和数字的组合代表什么意义

（1）它们代表心电图的各个导联名称。

（2）Ⅰ、Ⅱ和Ⅲ：三个标准肢体导联。（图5）

①Ⅰ导联：左上肢与正电极相连，右上肢与负电极相连。

②Ⅱ导联：左下肢与正电极相连，右上肢与负电极相连。

③Ⅲ导联：左下肢与正电极相连，左上肢与负电极相连。

3. aVR、aVL 和 aVF：三个加压单极肢体导联。（图 6）

① aVR：电极放置在右上肢。

② aVL：电极放置在左上肢。

③ aVF：电极放置在左下肢。

（4）V_1、V_2、V_3、V_4、V_5、V_6：六个胸导联。（图 7）

① V_1：电极放置在胸骨右侧的第四肋间。

② V_2：电极放置在胸骨左侧的第四肋间。

③ V_3：电极放置在 V_2 和 V_4 连线的中点。

④ V_4：电极放置在左锁骨中线上的第五肋间。

⑤ V_5：电极放置在左腋前线和 V_4 电极同一水平线的交叉点。

⑥ V_6：电极放置在左侧腋中线和 V_4 电极同一水平线的交叉点。

5. Qual é o eixo de derivações

(1) O eixo de derivação de uma determinada derivação é desafiado como uma linha imaginária que se estende de eléctrodo negativo a eléctrodo positivo da derivação.

(2) Uma ponta de flecha é utilizada para representar o eléctrodo positivo.

(3) Os eixos são principalmente categorizados como derivações de membros e derivações torácicas (Fig. 8).

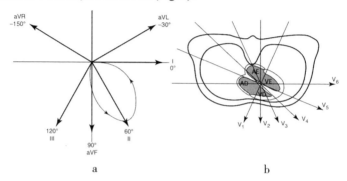

a   b

Fig. 8 Sistema de referência hexaxial e eixos cardíacos em plano horizontal

[图 8   肢体导联的六轴参考系统（a）和胸导联的水平面上的心电轴（b）]

(4) Podemos utilizar a direcção da onda QRS da derivação I e aVF para determinar aproximadamente a direcção do eixo complexo QRS do ECG.

Quadro 1. Como determinar aproximadamente a direcção do eixo complexo QRS do ECG

Direcção da onda QRS da derivação I	Direcção da onda QRS da derivação aVF	Direcção do eixo complexo QRS
Positivo	Positivo	Normal
Positivo	Negativo	Desvio esquerdo
Negativo	Positivo	Desvio direito
Negativo	Negativo	Indeterminado

5. 什么是电轴

（1）一个赋予方向的心电导联轴，被定义为一条从负极向正极延伸的虚拟电轴线，称作向量。

（2）用一个箭头代表正极的方向。

（3）心电轴包括肢体导联电轴和胸导联电轴（图8）。

（4）我们可以利用Ⅰ导联和aVF的QRS波方向的正负来大致确定心电图的QRS复合电轴在额面综合向量上是否存在偏转（见表1）。

表1　如何大致确定心电图 QRS 轴的方向

Ⅰ导联的方向	aVF 导联的方向	QRS 波群综合向量
正向	正向	正常
正向	负向	左偏
负向	正向	右偏
负向	负向	极度右偏 / 不确定

6. Como calcular a frequência cardíaca em ritmo regular

(1) Quando o ritmo é regular num ECG, a frequência cardíaca é determinado por dois intervalos R-R sucessivos. A frequência cardíaca poderia ser calculada por 60/(o tempo representado pelo intervalo R-R). (Fig. 9)

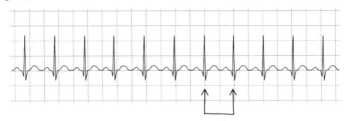

intervalos R-R=2×caixa grande=0.4s
RR 间期=2×大格=0.4秒

Fig. 9 Cálculo da frequência cardíaca

（图 9　心率计算）

(2) Correspondência entre os intervalos R-R comuns e a frequência cardíaca. (Quadro 2)

Quadro 2. Correspondência entre os intervalos R-R comuns e a frequência cardíaca

Caixa grande de R-R	Tempo de intervalos R-R	frequência cardíaca
1	0.2s	300bpm
2	0.4s	150bpm
3	0.6s	100bpm
4	0.8s	75bpm
5	1.0s	60bpm
6	1.2s	50bpm

(3) Tente calcular a frequência cardíaca para cada ECG.(Fig. 10)

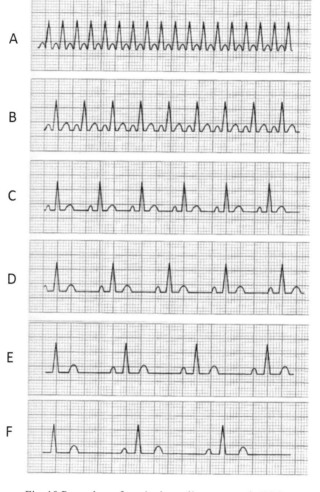

Fig. 10 Preencher a frequência cardíaca para cada ECG

（图 10　填写每张心电图的心率）

A: _____bpm.　　B: _____bpm.　　C: _____bpm.

D: _____bpm.　　E: _____bpm.　　F: _____bpm.

6.如何计算一张节律规则的心电图的心率

（1）当心电图上的节律是规律的时，心率是由两个连续的 RR 间期决定的。心率可以通过 60/（RR 间期所代表的时间）来计算。如图 9，心率 =60/0.4=150 次 / 分。

（2）常见的 RR 间期率之间的对应关系。（见表 2）

表 2 RR 间期和心率的关系

RR 间期占大方格数	RR 间期代表的时间	心率
1	0.2 s	300 次 / 分
2	0.4 s	150 次 / 分
3	0.6 s	100 次 / 分
4	0.8 s	75 次 / 分
5	1.0 s	60 次 / 分
6	1.2 s	50 次 / 分

注：心率国际单位为 bmp（beats per minute），中文为次 / 分。

（3）尝试计算每张心电图的心率。（图 10）

7. Como calcular a frequência cardíaca em ritmo irregular

(1) Se o ritmo fosse irregular num ECG, poderíamos contar primeiro os batimentos cardíacos em 6s e depois multiplicar a contagem por 10 para obter a frequência cardíaca.(Fig. 11)

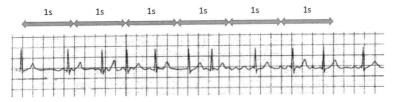

Fig.11 Um ECG com ritmo irregular（图 11　一张节律不规则的心电图）

Por exemplo, na Fig. 11
①Primeiro determinar o intervalo de 6s.
②Contagem os complexos QRS em 6s é 10.
③A frequência cardíaca é 10 × 10 = 100 bpm

(2) Tente calcular a frequência cardíaca para ECG abaixo. (Fig. 12)

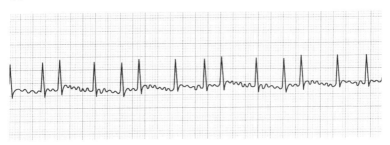

Fig. 12 Preencher a frequência cardíaca para este ECG

（图 12　心率计算示意图）

7. 如何计算一张节律不规则的心电图的心率

（1）如果心电图上的节律是不规则的，我们可以先以 6 s 为范围计数心跳，然后将计数乘以 10，得到心率。

以图 11 为例：

①首先划定一个 6 s 的范围。

②计数 6 s 内的心跳数是 10 次。

③因此心率就是 10 × 10 = 100 次 / 分。

（2）试着计算图 12 这张心电图的心率。

8. Como analisar um ECG

Da forma abaixo, a análise do ECG pode ser bastante fácil e não perderia nenhuma informação de diagnóstico significativa.

Etapa 1: O ritmo é regular? Estimar a frequência cardíaca com base no ritmo.
Etapa 2: Analisar a direcção do eixo complexo QRS do ECG.
Etapa 3: Analisar a onda P.
Etapa 4: Analisar o intervalo P-R.
Etapa 5: Analisar complexo QRS.
Etapa 6: Analisar segmento ST.
Etapa 7: Analisar a onda T.
Etapa 8: Outras variantes de ECG.
Etapa 9: Escrever o diagnóstico principal do ECG.
Etapa 10: Analisar o significado clínico do ECG com outras informações clínicas.
Etapa 11: Ajudar a estabelecer um diagnóstico da doença.

8. 怎样分析一张心电图

按照下面的方式，心电图分析可以很容易，不会丢失任何重要的诊断信息。

第 1 步：判断节律是否规律，并根据基础节律估算心率。
第 2 步：分析心电图的 QRS 波综合向量电轴方向。
第 3 步：分析 P 波。
第 4 步：分析 PR 间期。

第 5 步：分析 QRS 波群。

第 6 步：分析 ST 段。

第 7 步：分析 T 波。

第 8 步：分析其他心电图上存在的变异情况。

第 9 步：写出主要的心电图诊断。

第 10 步：结合其他临床资料信息，分析心电图的临床意义。

第 11 步：帮助确立疾病的诊断。

9. Ritmo sinusal

Características de onda P sinusal. (Fig. 13)

(1) Onda P em ritmo sinusal aparece pequena, arredondada, e positiva nas derivações Ⅰ, Ⅱ, aVF, e V_4 a V_6.

(2) Onda P sinusal é invertida na derivação aVR.

(3) Em outras derivações, pode ser positiva, invertida, ou bifásica (metade positiva, metade invertida).

(4) A duração normal da onda P sinusal deve ser inferior a 0,12 s e a amplitude da onda P ondulação inferior a 0,25 mV nas derivações dos membros ou amplitude inferior a 0,2 mV nas derivações do peito.

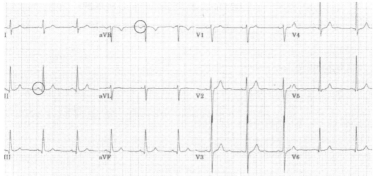

Fig. 13 Onda P é positiva na derivação Ⅱ e invertida em derivação aVR no ECG do ritmo sinusal

（图 13　窦性心律心电图中 P 波在Ⅱ导联直立，在 avR 导联倒置）

Significado clínico

(1) Ritmo sinusal é o ritmo normal do coração.

(2) A palavra "sinusal" faz referência ao local onde nascem os estímulos elétricos que fazem o músculo cardíaco bater, chamado nodo ou nó sinusal.

(3) O impulso elétrico nasce no nó sinusal e se espalha pelas demais áreas, começando pela auricula direita.

9. 窦性心律

窦性 P 波的特点（图 13）

（1）窦性心律的 P 波在 I、II、aVF 和 V_4~V_6 导联呈现为小的、圆滑的、正向凸起的波形。

（2）窦性 P 波在 aVR 导联中凸起方向是倒置的。

（3）在其他导联中，它可以是正向的、倒置的或双相的（一半正向，一半倒置）。

（4）正常窦性 P 波持续时间应小于 0.12 s，P 波振幅在肢体导联中小于 0.25 mV，在胸前导联中振幅小于 0.2 mV。

临床意义

（1）窦性心律是心脏的正常节律。

（2）"窦"这个词指的是使心肌跳动的电刺激诞生的地方，一般指窦房结。

（3）电活动起源于窦房结，并从右心房开始扩散到其他区域。

10. Bradicardia sinusal

Características de bradicardia sinusal (Fig. 14)

(1) A onda P sinusal está presente.

(2) A frequência da onda P é inferior a 60 bpm.

(3) Pode ser acompanhada de arritmia sinusal.

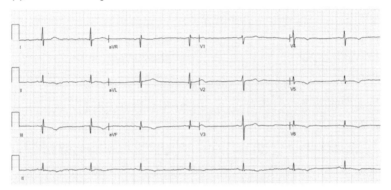

Fig. 14 Um ECG de bradicardia sinusal

（图14 一张窦性心动过缓心电图）

Significado clínico

(1) Precisamos de descobrir porquê.

①Pode ser causada por algumas alterações fisiológicas: durante o sono, em pessoas que praticam exercícios físicos regularmente.

②Pode ser causada por algumas condições cardíacas ou outros doença: doença do nódulo sinusal, enfarte, hipotermia, hipotireoidismo, hipercalemia, uso de medicamentos para hipertensão ou arritmia (beta-bloqueadores, BCC ou digoxina, etc.), intoxicação, meningite, tumor no sistema nervoso central, hipertensão intracraniana, apneia do sono, etc.

(2) Tratamento ou observação para a causa.

10. 窦性心动过缓

窦性心动过缓的特点（图 14）

（1）存在窦性 P 波。

（2）P 波频率小于 60 次 / 分。

（3）可伴有窦性心律不齐。

临床意义

（1）提示我们需要寻找原因。

①窦性心动过缓可以由一些生理上的原因引起：可见于睡眠期间，或见于经常锻炼的人。

②窦性心动过缓也可以由一些心脏疾病或其他疾病引起：例如窦房结疾病、心肌梗死、体温过低、甲状腺功能减退症、高血钾、使用治疗高血压或心律失常的药物（β 受体阻滞剂、钙通道阻滞剂或地高辛等）、中毒、脑膜炎、中枢神经系统肿瘤、颅内高压、睡眠呼吸暂停等。

（2）针对病因进行治疗或观察。

11. Taquicardia sinusal

Características de taquicardia sinusal(Fig. 15)

(1) Ritmo sinusal.

(2) A frequência da onda P é superior a 100 bpm e talvez superior em crianças.

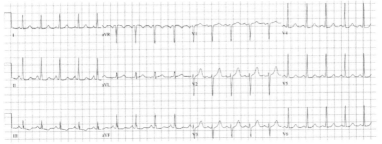

Fig. 15 Um ECG de taquicardia sinusal

（图15　窦性心动过速心电图）

Significado clínico

(1) Precisamos de descobrir porquê.

① Pode ser causada por algumas alterações fisiológicas: está relacionada a situações de ansiedade, estresse, ou atividade física intensa.

②Alguns outras fatores podem levar ao surgimento da taquicardia sinusal e incluem: febre, anemia, infecções, hipertireoidismo, embolia pulmonar, insuficiência cardíaca descompensada, síndrome de abstinência alcoólica, uso de remédios (salbutamol, dobutamina, carbamazepina, atropina ou antialérgicos, etc.) , uso de substâncias estimulantes(cafeína ou tabaco), uso de drogas de abuso(cocaína, anfetamina ou metilfenidato), etc.

③pode ocorrer devido a defeitos no nó sinusal ou problemas nos nervos responsáveis por diminuir os batimentos cardíacos, chamada de taquicardia sinusal inapropriada.

(2) Tratamento ou observação para a causa.

11. 窦性心动过速

窦性心动过速的特点（图15）

（1）是窦性节律。

（2）窦性 P 波的频率大于 100 次 / 分，常见于儿童。

临床意义

（1）提示我们需要寻找原因。

①窦性心动过速可以由一些生理上的原因引起：例如与焦虑、应激或激烈的身体活动等状态有关。

②其他一些因素也可导致窦性心动过速的出现，包括：发热、贫血、感染、甲状腺功能亢进症、肺栓塞、失代偿性心力衰竭、酒精戒断综合征、使用药物（如沙丁胺醇、多巴胺、卡马西平、阿托品或抗过敏药等）、使用刺激性物质（如咖啡因或烟草）、滥用药物（如可卡因、安非他命或哌醋甲酯）等。

可能由于窦房结的缺陷或负责减慢心跳的神经出现问题而发生，称为不恰当的窦性心动过速。

（2）应针对病因进行治疗或观察。

12. Alargamento da auricula direita

Características de alargamento da auricula direita (Fig. 16)

(1) Nas derivações Ⅱ, Ⅲ, e aVF, a onda P é anormalmente alta e de pico, e a amplitude excede 0,25 mV (P pulmonale).

(2) O eixo eléctrico da onda P excede frequentemente os 70°.

(3)A duração da onda P ainda se encontra dentro do intervalo normal.

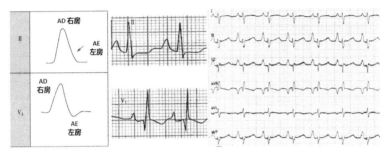

Fig. 16 Alargamento da auricula direita

（图16　右心房增大）

Significado clínico

(1) Sugere possível dilatação da auricula direita.

(2) Geralmente pode ser visto nas seguintes doenças:

①Doença cardíaca congénita: anomalia de Ebstein, atresia de tricúspide, estenose pulmonar, síndrome de Eisenmenger, tetralogia de Fallot, etc.

②Doença das adquiridas: cor pulmonale (Enfisema, DPOC), insuficiência tricúspide, hipertensão pulmonar isolada, etc.

(3)Precisa fazer mais exames, como ecocardiograma, raio-X ou TC do tórax.

12. 右心房增大

右心房增大的特点（图 16）

（1）在 Ⅱ、Ⅲ 和 aVF 导联中，P 波异常增高并呈现尖峰状，电压超过 0.25 mV（称作"肺型 P 波"）。

（2）P 波的心电轴常常超过 70°。

（3）P 波的持续时间仍在正常范围内。

临床意义

（1）提示可能有右心房扩张、增大。

（2）通常可以在以下疾病中看到：

①先天性心脏病：爱博斯坦畸形（三尖瓣下移综合征）、三尖瓣闭锁、肺动脉狭窄、艾森曼格综合征、法洛四联症等。

②后天性疾病：肺心病（肺气肿、慢性阻塞性肺疾病）、三尖瓣反流、原发或继发的肺动脉高压等。

（3）提示需要进一步完善检查，如超声心动图、胸部 X 线检查或 CT 扫描。

13. Alargamento da auricula esquerda

Características de alargamento da auricula esquerda (Fig. 17)

(1) Onda P em derivações Ⅰ, Ⅱ, aVR, e aVL é alargada para mais de 0,12s (P mitrale).

(2) As ondas P são na sua maioria de duplo-pico. O segundo pico é muitas vezes maior do que o primeiro, e o intervalo entre os picos frequentemente>0,04s.

(3) No derivação V_1 a voltagem da onda P aumenta para mais de 2mV e parece bifásica. A porção terminal negativa é aparentemente alargada (>40ms) e profundidade (>1 mm).

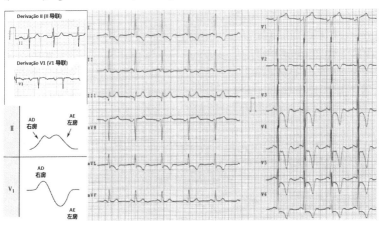

Fig. 17 Alargamento da auricula esquerda. (图 17　左心房增大)

Significado clínico

(1) Sugere possível dilatado ou sobrecarga de auricula esquerda.

(2) Possíveis doenças: estenose mitral, regurgitação valvar mitral, pressão alta, disfunção do ventrículo esquerdo na insuficiência cardíaca, etc.

(3) Precisa fazer mais exames, como ecocardiograma, raio-X ou TC do tórax.

(4) Medir a tensão arterial.

13. 左心房增大

左心房增大的特点（图 17）

（1） Ⅰ、Ⅱ、aVR 和 aVL 导联的 P 波延长至 0.12 s 以上（称作"二尖瓣型 P 波"）。

（2） P 波大多是双峰的。第二峰往往比第一峰更高，而且峰与峰之间的间隔往往 > 0.04 s。

（3）在 V_1 导联中，P 波电压增加到 2 mV 以上，可出现双相。负向部分明显延长（> 40 ms）和深倒（> 1 mm）。

临床意义

（1）提示可能是左心房增大或容量 / 压力负荷过大。

（2）可能的疾病：二尖瓣狭窄、二尖瓣反流、高血压、左心功能衰竭等。

（3）建议完善进一步的检查，如超声心动图、胸部 X 线检查或 CT 扫描。

（4）测量患者的血压。

14. Extrasístole auricular(Contracção auricular prematura)

Características de extrasístole auricular (Fig. 18)

(1) Onda P′ que ocorre prematuramente é diferente da onda P sinusal morfologicamente.

(2) As ondas P′ são geralmente seguidas por complexos QRS com morfologia e duração normais (condução anterógrada normal)(Fig. 18-a), algumas P′ são seguidas por complexos QRS largos e bizarros (condução aberrante)(Fig. 18-b); algumas outras P′ não são seguidas por complexos QRS (não-condução)(Fig. 18-c).

(3) O intervalo P′-R não é inferior a 0,12s.

(4) Na maioria dos casos, a pausa compensatória é incompleta.

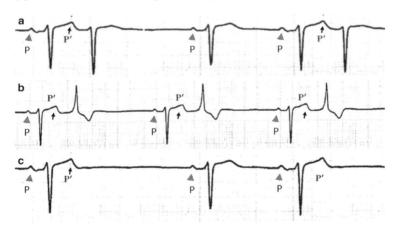

Fig. 18 Contracção auricular prematura

(a) condução anterógrada normal; (b) condução aberrante; (c) não-condução.

P: onda P sinusal; P': onda P auricular.

（图 18　房性早搏）

a. 正常的前向传导；b. 逆向的传导；c. 未下传。P: 窦性 P 波；P′ : 房性 P 波。

Significado clínico

(1) Possíveis causas: ansiedade, simpaticomimética, usar beta-agonistas, excesso de cafeína, hipocalemia, hipomagnesaemia, toxicidade da digoxina, isquemia miocárdica, etc.

(2) Precisamos fazer mais exames e análise sanguínea, como bioquímicos e electrolíticos, ecocardiograma, Holter (um exame por um tipo de aparelho de electrocardiografia ambulatorial).

Exercícios

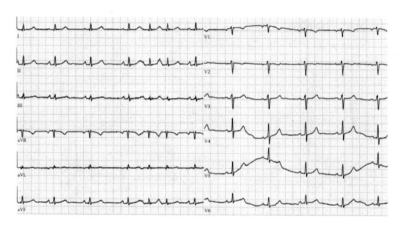

Fig. 19 ECG de extrasístole auricular（图 19　房性期外收缩心电图）

Olhando para a Figura 19, tente responder às seguintes perguntas:

(1) A frequência cardíaca é _____bpm.

(2) O ritmo predominante é o ritmo sinusal? □Sim　　□Não

(3) Tentar determinar a direcção do eixo complexo QRS. _____.

(4) Descobrir quantas extra-sístoles atriais existem? _____.

14. 房性期前收缩（房性早搏）

房性期前收缩的特点（图 18）

（1）过早出现的 P′ 波（房性 P 波），P′ 波在形态上与窦性 P 波不同。

（2）P′ 波后通常有形态和持续时间正常的 QRS 波群（正常的前向传导）（图 18-a）；有些 P′ 波后有宽而异型的 QRS 波群（反常的传导）（图 18-b）；还有一些 P′ 波后没有 QRS 波群（未下传）（图 18-c）。

（3）通常 P′ R 间期不小于 0.12s。

（4）在大多数情况下，房性期前收缩后的代偿间歇是不完全的。

临床意义

（1）房性期前收缩发生的原因：可能有焦虑、拟交感神经药的使用、使用 β 受体激动剂、过量的咖啡因摄入、低钾血症、低镁血症、地高辛中毒、心肌缺血等。

（2）提示需要进一步检查，如生化和电解质的血液学检查，超声心动图、Holter（动态心电图）检查。

心电图练习

观察图 19，试着回答下列问题：

（1）心率是_____次 / 分。

（2）主要的节律是窦性心律吗？ □是 □不是

（3）试着大概确定综合心电轴的方向。_____。

（4）找一找共有多少个房性期前收缩？_____。

15. Batimento de escape auricular

Características de batimento de escape auricular (Fig. 20)

(1) P′ aparece após uma longa pausa e é diferente da onda P sinusal morfologicamente.

(2) O intervalo P′-R não é inferior a 0,12s.

(3) P′ é seguido por complexos QRS de morfologia e duração normais; complexos QRS largos e bizarros são raros.

(4) É chamado de batimento de escape auricular se houver 1-2 batimentos anormais discutidos acima; chama-se ritmo de escape auricular se 3 ou mais batimentos forem vistos em uma fila, e a taxa varia geralmente entre 50 e 60 bpm.

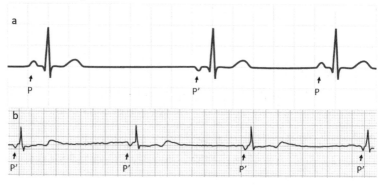

Fig. 20 batimento de escape auricular

(a) batimento de escape auricular; (b) ritmo de escape auricular.

（图 20　心房逸搏）

a. 房性逸搏；b. 房性逸搏心律

Significado clínico

(1) Ocasionalmente pode ocorrer em indivíduos saudáveis.

(2) Possível disfunção do nódulo sinusal, como bradicardia sinusal

grave, supressão temporária do bloqueio sinusal do nódulo sinusal, prisão sinusal, etc.

(3) Precisa fazer mais exames, como electrolíticos e função tiroideia de análise sanguínea, ecocardiograma, Holter, etc.

15. 房性逸搏

房性逸搏的特点（图 20）

（1）通常 P′ 在长时间停顿后出现，在形态上与窦性 P 波不同。

（2）通常 P′ R 间期不小于 0.12 s。

（3）一般 P′ 之后是形态和持续时间正常的 QRS 波群；宽大和怪异的 QRS 波群少见。

（4）如果只孤立出现上述特征的 1~2 个异常搏动，则称为房性逸搏；如果连续出现 3 个或更多的搏动，则称为房性逸搏心律，其频率通常在 50~60 次 / 分。

临床意义

（1）该情况偶尔也可能出现在健康人身上。

（2）可能存在窦房结功能障碍，如严重的窦性心动过缓、窦房结功能暂时性受到抑制或阻滞、窦性停搏等。

（3）需要做进一步检查，如筛查电解质、甲状腺功能，完善超声心动图、Holter 检查等。

16. Batimento de escape junctional

Características de batimento de escape junctional (Fig. 21)

(1) Complexo QRS com morfologia normal, e a duração aparece após uma pausa relativamente longa.

(2) Ausência de onda P ou onda P relevante antes da maioria dos complexos QRS na batida de escape. Contudo, a presença da onda P′ retrógrada pode ser descoberta antes ou depois de alguns complexos QRS, caso em que o intervalo P′-R é inferior a 0,12s se a onda P′ retrógrada for antes do complexo QRS e o intervalo R-P′ é inferior a 0,2s se for depois.

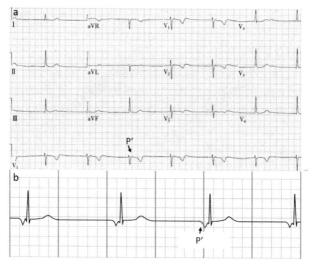

Fig. 21 batimento de escape junctional.

(a) com P' retrógrada depois do complexo QRS ; (b) com P′ retrógrada antes do complexo QRS.

（图 21　交界区逸搏 ）

a. QRS 波群后有逆行的 P′ ; b. QRS 波群前有逆行的 P′

Significado clínico

(1) Em condições fisiológicas, a região da junção atrioventricular não exibe auto-regulação mas tem uma potencial função de estimulação e é um potencial ponto de estimulação.

(2) Possíveis causas: mais frequentemente visto em doentes com disfunção do nódulo sinusal ou bloqueio atrioventricular grave.

(3) Quando as escapes da zona juncional atrioventricular ocorrem continuamente para formar um ritmo, o ritmo da zona juncional atrioventricular, tem uma frequência de 40 a 60 batimentos por minuto.

(4) Ritmo cardíaco demasiado lento pode ser perigoso para a vida. Precisa de usar medicação (como isoprenalina), ou de implantar um pacemaker temporário/permanente.

Exercícios

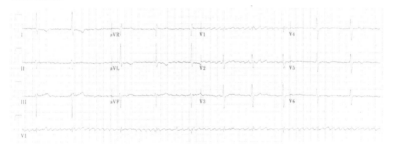

Fig. 22 ECG para o exercícios.（图 22　心电图练习）

Olhando para a Figura 22, tente responder às seguintes perguntas

(1) A frequência cardíaca é _____bpm.

(2) O ritmo predominante é o ritmo sinusal?　☐Sim　☐Não

(3) Tentar determinar a direcção do eixo complexo QRS._____.

(4) Qual é o ritmo predominante?

(5) Porque é que não há arritmia neste ECG?

*Talvez possa obter a resposta a partir do conhecimento subsequente.

16. 交界区逸搏

交界区逸搏的特点（图 21）

（1）通常 QRS 波群具有正常形态，出现在相对较长的停顿后。

（2）大多数情况下，QRS 波群前无 P 波或有相关性的 P 波。然而，逆行 P′ 波可能会在一些 QRS 波群之前或之后被发现，在这种情况下，如果逆行 P′ 波在 QRS 波群之前，则 P′R 间期一般小于 0.12 s，如果在 QRS 波群体之后，则 RP′ 间期通常小于 0.2 s。

临床意义

（1）在正常生理情况下，房室交界处通常不表现自主节律，但具有潜在的起搏功能，是一个潜在的节律起搏点。

（2）可能的原因：最常见于窦房结功能紊乱或严重房室传导阻滞的患者。

（3）当房室交界区逸搏连续发生，则形成一种心律，即房室交界区心律，频率为 40~60 次 / 分。

（4）过慢的心率可能会威胁到生命。必要时需要使用药物（如异丙肾上腺素），或植入临时 / 永久起搏器。

心电图练习

观察图 22，试着回答下列问题：

（1）心率是＿＿＿＿＿次 / 分。

（2）主要的节律是窦性心律吗？　□是　　　□不是

（3）试着大概确定综合心电轴的方向。＿＿＿＿。

（4）该心电图的主要节律是什么？

（5）为什么这张心电图没有心律不齐？

* 也许你可以从随后的知识中得到答案。

17. Fibrilhação auricular (FA)

Características de FA(Fig. 23)

(1) As ondas P desaparecem de cada derivação, substituídas por ondas f. A onda f é geralmente mais clara no derivação V_1.

(2) As ondas fibrilatórias não são uniformes em tamanho, aparência, nem intervalo, com uma frequência de 450-600bpm.

(3) Os intervalos R-R são irregulares.

(4) A frequência de ventricular geralmente aumenta. Pode ser diminuída após a administração de digitálicos ou durante a fibrilhação auricular crónica.

(5) Geralmente, o complexo QRS é normal.

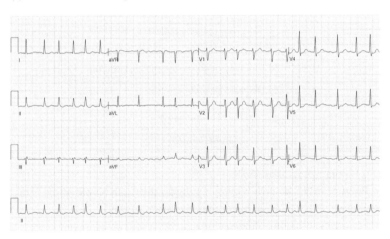

Fig. 23 ECG de FA. (图 23　心房颤动心电图)

Significado clínico

(1) Os pacientes com início de fibrilhação auricula têm geralmente palpitações e fraqueza.

(2) Fatores de risco ou possíveis causas: tabagismo, sedentarismo,

sobrepeso, consumo excessivo de bebidas alcoólicas, apneia do sono e ronco, hipertensão, diabetes, estresse, hipertiroidismoetc, muitos tipos de doenças cardíacas, etc.

(3) Controle da frequência cardíaca com fármacos e prevenção de tromboembolia são os tratamentos mais importantes.

(4) CHA$_2$DS$_2$-VASc pontuação para fibrilhação auricular não-valvular. Pode ser utilizado para determinar se um paciente deve receber anticoagulação.

Quadro 3. CHA$_2$DS$_2$-VASc(Consultar o quadro abaixo)

Alfabeto	Doença ou condição combinada	Pontuação
C	Insuficiência cardíaca congestiva	1
H	Hipertensão arterial	1
A2	Idade ≥ 75 anos	2
D	Diabetes	1
S2	História de AVC ou embolia da circulação corporal	2
V	Doença vascular periférica	1
A	65≤ Idade<75 anos	1
Sc	Sexo (feminino)	1

① Os pontos máximas são 9.

②Pontuação≥2 pontos: a anticoagulação deve ser considerada. Estão disponíveis warfarina ou novos anticoagulantes orais.

③Pontuação=1 ponto: a anticoagulação pode ser considerada.

④Pontuação=0 ponto: Sem necessidade de anticoagulação e sem necessidade de aspirina.

⑤Anticoagulação com a warfarina e a necessidade de monitorizar o INR.

⑥Os doentes precisam de ser avaliados quanto ao risco de hemorragia antes da anticoagulação.

17. 心房颤动（AF）

心房颤动的特点（图 23）

（1）P 波从每个导联中消失，取而代之的是 f 波。通常 f 波在 V_1 导联中一般最清晰。

（2）房颤颤动波(f波)的大小、形态或间隔不均匀，频率为 450~600 次 / 分。

（3）RR 间期绝对不规则。

（4）心室率通常会增加。在服用洋地黄后，或发展到慢性心房颤动时，频率可能会降低。

（5）通常情况下，QRS 波群形态正常。

临床意义

（1）发作心房颤动的病人通常有心悸和虚弱乏力的症状。

（2）发作房颤的危险因素或可能的原因包括：吸烟、久坐的生活方式、超重、过度饮酒、睡眠呼吸暂停和打鼾、高血压、糖尿病、精神应激、甲状腺功能亢进症、多种类型的心脏病等。

（3）用药物控制心率和预防血栓栓塞是最重要的治疗方法。

（4）CHA_2DS_2-VASc 评分是对非瓣膜病心房颤动的评分系统。它可以用来评估病人是否应该接受抗凝治疗。

表 3　CHA$_2$DS$_2$-VASc 评分

字母	字母代表的合并疾病或情况	计分
C	充血性心力衰竭	1
H	高血压	1
A$_2$	年龄 ≥ 75 岁	2
D	糖尿病	1
S$_2$	脑卒中历史或体循环栓塞病史	2
V	外周动脉疾病	1
A	65 岁 ≤ 年龄 < 75 岁	1
Sc	性别（女性）	1

①该评分最高积分为 9 分。

②得分 ≥ 2 分：应考虑抗凝治疗。可使用华法林或新型口服抗凝剂。

③得分 1 分：可考虑抗凝治疗。

④得分 0 分：不需要抗凝，也不需要使用阿司匹林。

⑤当使用华法林进行抗凝治疗期间，需要监测国际标准化比值（INR）。

⑥在启动抗凝治疗之前，还需要对患者进行出血风险评估。

18. Flutter auricular

Características de flutter auricular (Fig. 24)

(1) As ondas P desaparecem de todas as derivações e são substituídas por ondas F.

(2) As ondas F têm uma aparência ondulada ou com dentes de serra, geralmente uma frequência de 250~350 bpm com tamanhos uniformes e intervalo F-F regular.

(3) A razão F:R é geralmente 2 : 1, pelo que a frequência ventricular é de 140-160 bpm.

(4) O complexo QRS é geralmente normal, mas pode manifestar aberrações condução da ventricular , especialmente quando a relação de condução parece ser de 2 : 1 e 5 : 1 em alternativa.

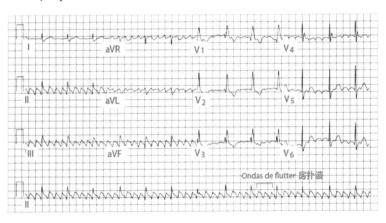

Fig. 24 ECG de flutter auricular com 4 : 1 condução
（图 24　4 : 1下传的房扑心电图）

Significado clínico

(1) Os sintomas de flutter auricular dependem principalmente da frequência ventricular e da natureza de qualquer cardiopatia de base.

(2) Controle da frequência cardíaca com fármacos e prevenção de tromboembolia são os tratamentos mais importantes.

18. 心房扑动

心房扑动的特点（图 24）

（1）P 波从所有导联中消失，被 F 波取代。

（2）F 波具有波浪形或锯齿形的外观，通常频率为 250~350 次 / 分，大小均匀，FF 间期规则。

（3）F∶R 的比率通常为 2∶1，此时心室率为 140~160 次 / 分。

（4）QRS 波群形态通常是正常的，但可能表现为心室传导畸形，特别是当传导比在 2∶1 和 5∶1 之间交替时。

临床意义

（1）心房扑动的症状主要取决于心室率和所存在的基础心脏病。

（2）用药物控制心率和预防血栓栓塞是最重要的治疗方法。

19. Pausa sinusal

Características de pausa sinusal (Fig. 25)

(1) Um longo intervalo (intervalo P-P) aparece num ritmo sinusal regular.

(2) O intervalo longo não forma uma relação fixa com o intervalo normal sinusal P-P.

(3) O longo intervalo é geralmente seguido por um batimento ou ritmo de escape.

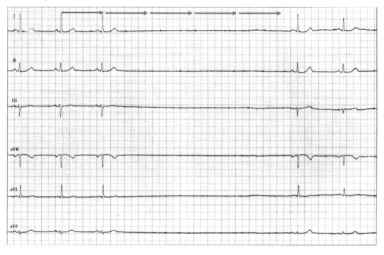

Fig. 25 ECG de pausa sinusal（图 25　窦性停搏心电图）

Significado clínico

(1) Possíveis causas: fibrose idiopática do nódulo sinusal, que pode ser acompanhada da degeneração de elementos inferiores do sistema de condução. Outras causas envolvem fármacos, tônus vagal excessivo e várias doenças isquêmicas, inflamatórias e infiltrativas do coração.

(2) Ter especial cuidado com os pacientes com síncope recorrente.

19. 窦性停搏

窦性停搏的特点（图 25）

（1）有规律的窦性心律中出现长间隔（PP 间隔）。

（2）长间隔与正常窦性 PP 间隔不形成固定的倍数关系。

（3）长间歇期后，通常会有一个逸搏。

临床意义

（1）可能的原因：窦房结特发性纤维化，可能伴有下游传导系统的变性。其他原因包括药物影响、迷走神经过度兴奋和各种缺血性、炎症性和浸润性心肌疾病。

（2）对合并反复发作晕厥的病人要特别小心。

20. Taquicardia Reentrante Nodal Atrioventricular

Características de TRNAV (ou TRN). (Fig. 26)

(1) A frequência cardíaca é a 160-200 bpm geralmente.

(2) Os intervalos R-R são uniformes; o ritmo cardíaco é regular.

(3) Na maioria dos casos não há ondas P porque a onda P' retrógrada está enterrada no complexo QRS.

(4) Em alguns casos pode haver uma onda retrógrada P' após o complexo QRS. Intervalo R-P'<intervalo P'-R, intervalo R-P'<70ms.

(5) O complexo QRS tem geralmente uma aparência normal. Se houver condução ventricular aberrante ou bloqueio de ramo de feixe existente, o complexo QRS pode parecer alargado.

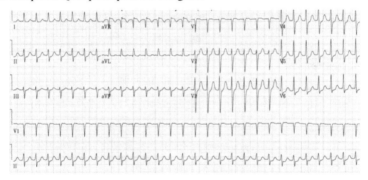

Fig. 26 ECG de TRNAV.（图 26　房室结折返性心动过速心电图）

Significado clínico

(1) TRNAV é um tipo de Taquicardia Supraventricular Paroxistica (TSVP). Os sintomas da taquicardia supraventricular reentrante começam e terminam subitamente.

(2) A estimulação do nervo vago ou o uso de medicação (como adenosina, propafenona, verapamil, etc.) pode acabar TSVP.

(3) Para pacientes com ataques frequentes, a ablação por radiofrequência pode ser uma cura radical.

20. 房室结折返性心动过速

房室结折返性心动过速的特点（图 26）

（1）心率通常为 160~200 次 / 分。

（2）RR 间期是规则的；心律是有规律的。

（3）大多数情况下看不见 P 波，因为逆行 P′ 波被掩藏在 QRS 波群中。

（4）在某些情况下，QRS 波群后可能有逆行的 P′ 波。RP′ 间期 < P′ R 间期，RP′ 间期 < 70 ms。

（5）QRS 波群通常具有正常的形态。如果有异常的心室传导或原本就有束支传导阻滞，QRS 波群可能会呈现增宽。

临床意义

（1）房室结折返性心动过速是阵发性室上性心动过速（PSVT）的一种类型。发作心动过速的症状一般呈突然开始和突然结束。

（2）刺激迷走神经或使用药物（如腺苷、普罗帕酮、维拉帕米等）可以终止该心动过速的发作。

（3）对于频繁发作的患者，射频消融术是一种根治方法。

21. Síndrome de Wolff-Parkinson-White

Características de Síndrome de W-P-W(Fig. 27)

(1) Durante um ritmo sinusal, o complexo QRS mostra características de síndrome de pré-excitação, a onda Delta pode ser vista no início do complexo QRS.

(2) Alguns pacientes podem sofrer de episódios recorrentes deTSVP. O ritmo cardíaco durante a taquicardia situa-se entre 150 e 250 bpm, geralmente >200 bpm, com um ritmo cardíaco regular. Na maioria dos casos não há onda P. Se houver uma onda P', então o intervalo R-P' > intervalo P'-R.

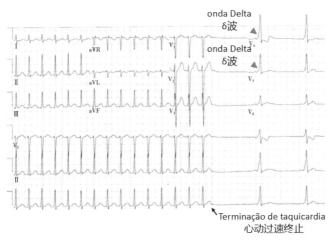

Fig. 27 ECG de TSVP e a taquicardia é terminada por adenosina

（图 27　阵发性室上性心动过速心电图）

Significado clínico

(1) Síndrome de W-P-W é a TSVP por via acessória mais comum e chama-se Taquicardia Reentrante Atrioventricular (TRAV ou TAV).

(2) Os sintomas da taquicardia supraventricular reentrante começam e terminam subitamente.

(3) O tratamento pode referir-se ao TRNAV.

21. 预激综合征（WPW 综合征）

预激综合征的特点（图 27）

（1）在窦性心律时，QRS 波群显示出预激综合征的特征，即在 QRS 波群的开始阶段可以看到 Delta 波（Δ/δ）。

（2）有些病人可能表现为阵发性室上性心动过速的反复发作。心动过速时的心率为 150~250 次/分，通常＞200 次/分，节律规则。在大多数情况下没有 P 波，如果有 P′ 波，则 RP′ 间期＞P′R 间期。

临床意义

（1）预激综合征是最常见的发作阵发性室上性心动过速的基础原因，这种类型的阵发性室上性心动过速被称为房室折返性心动过速。

（2）发作心动过速的症状同样呈现突然开始和突然结束的特征。

（3）治疗方法可以参考房室结折返性心动过速的治疗方法。

22. Mecanismo de início do TSVP

Mecanismo: circuito de reentrada que envolve o nódulo atrioventricular (nó AV) e outra via:
①Via lenta do nó AV (reentrada nodal). (Fig. 28)
②Via acessória (como pré-excitação, W-P-W). (Fig. 29)

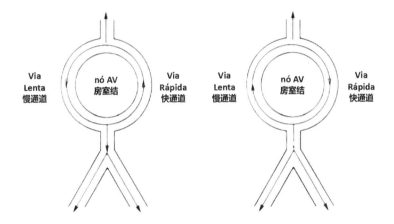

Fig. 28 Dois tipos de TRNAV

(a)TRNAV (tipo comum)；(b) TRNAV (tipo raro).

（图 28 两种类型的房室结折返性心动过速）

a. 常见类型, 慢径前传; b. 罕见类型, 慢径逆传。

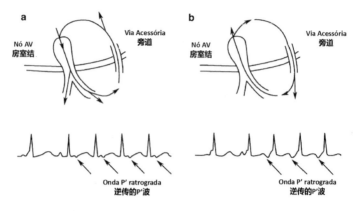

Fig. 29 TRAV por via de acessórios dominante.

(a) TRAV ortodrómico com complexo QRS normal sem qualquer onda delta no ECG; (b) TRAV antidrómico com complexo QRS largo juntamente com onda delta no ECG.

（图 29 旁道机制的房室折返性心动过速）

a. 正向的房室折返性心动过速, 旁道参与逆传, 心电图上 QRS 波群为正常形态, 看不到 δ 波;（b）反向的房室折返性心动过速, 旁道参与前传, 心电图上有宽的 QRS 波群, δ 波可见。

22. 阵发性室上性心动过速的发作机制

发作机制：包括房室结折返机制, 以及通过房室旁道的房室折返机制。

①存在房室结慢径折返机制的房室结折返性心动过速。（图 28）

②通过旁道折返机制的房室折返性心动过速（如 WPW 综合征）。（图 29）

23. Taquicardia auricular (TA)

Características de taquicardia auricular. (Fig. 30)

(1) A frequência auricular é geralmente de 150-200 bpm; a frequência ventricular é geralmente entre 100 e 150 bpm.

(2) A onda P altera-se na aparência das que se encontram num ritmo sinusal normal. Pode também tornar-se uma onda P' retrógrada. Aqueles com intervalos irregulares P'-P' ou P'-R são chamados de taquicardia auricular multifocal (TAM). (Fig. 31)

(3) Frequentemente com uma relação de condução de 2 : 1.

(4) A linha isoeléctrica ainda existe entre as ondas P.

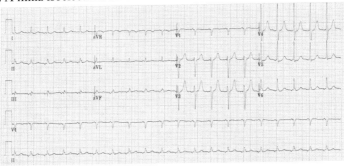

Fig. 30 taquicardia auricular monofocal. （图 30　单形性房性心动过速）

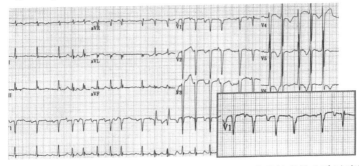

Fig. 31 Taquicardia atrial multifocal (TAM). （图 31　多形性房性心动过速）

Significado clínico

1. O ritmo cardíaco aumenta gradualmente no início da taquicardia auricular.

2. A estimulação do nervo vago não consegue parar a taquicardia.

3. Pode usar medicação (como propafenona, amiodarona, etc.) para acabar taquicardia auricular.

4. A ablação por radiofrequência pode ser uma cura radical.

5. Para taquicardia auricular crónica, pode usar de β-bloqueador ou antagonista do cálcio.

6. Precisa fazer mais exames, como ecocardiograma ou Holter.

Algoritmo para diagnóstico diferencial de taquicardia estreita QRS. (Fig. 32)

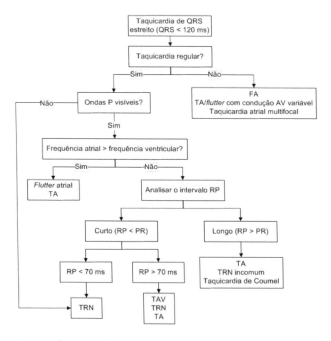

Fig. 32 Algoritmo para diagnóstico diferencial de taquicardia estreita QRS.

（图32　窄 QRS 心动过速的鉴别诊断流程方法）

23. 房性心动过速

房性心动过速的特点（图30）

（1）心房率通常在150~200次/分；心室率通常为100~150次/分。

（2）P波的外观与正常窦性心律中的P波不同。它也可能表现为逆行的P′波。那些具有不规则的P′P′或P′R间期表现的被称为多形性房性心动过速。（图31）

（3）通常情况下，下传比例为2∶1。

（4）P波之前仍然存在等电线。

临床意义

（1）心率在房性心动过速发作时通常为逐渐增加。

（2）刺激迷走神经不能终止心动过速的发生。

（3）可以使用药物（如普罗帕酮、胺碘酮等）来终止房性心动过速的发生。

（4）射频消融术可成为一种根治方法。

（5）对于慢性化的房性心动过速，可使用β受体阻滞剂或钙通道阻滞剂控制心率。

（6）需要做进一步检查，如超声心动图或Holter。

窄 QRS 心动过速的鉴别诊断流程方法（图 32）

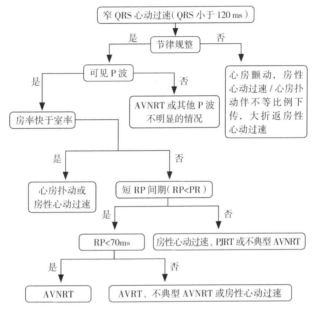

PJRT:持续性房室折返性心动过速;AVHRT:房室结折返性心动过速;AVRT:房室折返性心动过速。

24. O Intervalo P-R Normal

Características do intervalo P-R Normal (Fig. 33-a)

(1) O intervalo P-R normal é geralmente entre 0,12s e 0,20s.

(2) É muito afectado por idade e ritmo cardíaco do paciente.

(3) O intervalo P-R diminui geralmente com batimentos cardíacos mais rápidos ou na primeira infância, enquanto aumenta com batimentos cardíacos mais lentos ou na velhice.

(4) Intervalo P-R prolongado pode ser visto no bloqueio atrioventricular (BAV). (Fig. 33-b)

(5) Intervalo P-R encurtado inferior a 0,12s é uma indicação de maior condução das auriculas para os ventrículos, o que é frequentemente visto em síndromes de pré-excitação. (Fig. 33-c)

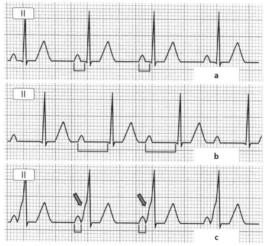

Fig. 33 Intervalos P-R de duração variável

(a) com intervalo P-R normal; (b) com intervalo prolongado; (c) com intervalo P-R encurtado e onda Delta.

（图 33　不同持续时间的 PR 间期）

a. PR 间期正常；b. 间期延长；c. PR 间期缩短，有 δ 波。

24. 正常的 PR 间期

正常 PR 间期的特点（图 33-a）

（1）正常的 PR 间期通常在 0.12~0.20 s。

（2）PR 间期受病人的年龄和心率的影响很大。

（3）PR 间期通常随着心跳的加快或在儿童早期而较短，而随着心跳的减慢或在老年时延长。

（4）PR 间期延长可见于房室阻滞。（图 33-b）

（5）PR 间期缩短若小于 0.12 s，表明从心房到心室的传导加快，这在预激综合征中经常见到。（图 33-c）

25. Bloqueio Atrioventricular (BAV) de 1ºgrau

Características de BAV de 1ºgrau (Fig. 34)

(1) O intervalo P-R é superior a 0,20s (>0,22s nos idosos, >0,18s em crianças com idade inferior a 14 anos). Os intervalos P-R situam-se na sua maioria entre 0,21s e 0,35s.

(2) Cada onda P é seguida por um complexo QRS correspondente.

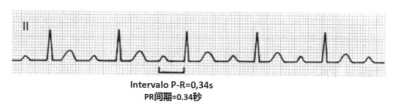

Intervalo P-R=0,34s
PR间期=0.34秒

Fig. 34 ECG de BAV de 1ºgrau.（图 34 　一度房室传导阻滞的心电图）

Significado clínico

(1) É um atraso de condução das auriculas para os ventrículos.

(2) Precisamos de perguntar ao doente se teve algum episódio de síncope.

(3) Pode ser visto nas seguintes situações: aumento do tônus vagal, alguns atletas, uso de medicamentos que podem prolongar o intervalo PR (como digoxina, BCC, β-bloqueador, etc.), algumas doenças cardíacas agudas ou crónicas, pessoas idosas, etc.

(4) Precisa fazer mais exames, como ecocardiograma, Holter, etc.

(5) Se o paciente não tiver sintomas óbvios, podem ser acompanhados para observação.

(6) Ter o cuidado de evitar medicamentos que possam prolongar o intervalo P-R.

25. 一度房室传导阻滞

一度房室传导阻滞的特点（图34）

（1）PR 间期大于 0.20 s（老年人 > 0.22 s，14 岁以下儿童 > 0.18 s）。PR 间期大多在 0.21~0.35 s。

（2）每个 P 波之后都有一个对应相关的 QRS 波群。

临床意义

（1）一度房室传导阻滞是一种从心房到心室的传导延迟。

（2）需要询问患者是否有晕厥发作的情况。

（3）常见于以下人群：迷走神经张力增加者、部分运动员、使用可延长 PR 间期的药物（如地高辛、钙通道阻滞剂、β 受体阻滞剂等）的人、一些急性或慢性心脏疾病患者、老年人等。

（4）需要做进一步检查，如超声心动图、Holter 等。

（5）如果病人没有明显的症状，可以进行随访观察。

（6）注意避免使用可能延长 PR 间期的药物。

26. BAV de 2ºgrau (Mobitz I)

Características de BAV de 2ºgrau (Mobitz I). (Fig. 35)

(1) O intervalo P-R prolonga-se progressivamente com cada batida até à queda de um complexo QRS.

(2) A onda P é a onda P regular do ritmo sinusal.

(3) Após a queda do complexo QRS, a sequência repete-se.

(4) A relação de condução pode ser fixa ou variada; esta última é mais comum na prática clínica.

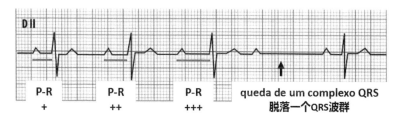

Fig. 35 ECG de BAV de 2ºgrau (Mobitz I)

（图 35 二度房室传导阻滞 – 莫氏 I 型心电图）

Significado clínico

(1) É uma bradicardia benigna geralmente.

(2) Precisamos de perguntar ao doente se teve algum episódio de síncope.

(3) Possíveis causas: aumento do tônus vagal, uso de medicamentos que podem prolongar o intervalo P-R (como digoxina, BCC, β-bloqueador, etc.), algumas doenças cardíacas agudas ou crónicas, pessoas idosas, etc.

(4) Precisa fazer mais exames, como ecocardiograma, Holter, etc.

(5) Se o paciente não tiver sintomas óbvios, pode ser acompanhado para observação.

(6) Ter o cuidado de evitar medicamentos que possam prolongar o intervalo P-R.

26. 二度 I 型房室传导阻滞（莫氏 I 型）

二度 I 型房室传导阻滞（莫氏 I 型）的特点（图 35）

（1）PR 间期随着每一次搏动而逐渐延长，直到 QRS 波群脱漏。

（2）P 波是规则的窦性 P 波。

（3）在 QRS 波群出现脱漏后，心电表现重复第 1 条所述的表现。

（4）传导比例可以是固定的，也可以是可变的；后者在临床中更为常见。

临床意义

（1）二度 I 型房室传导阻滞（莫氏 I 型）的特点通常是一种良性的心动过缓。

（2）需要询问患者是否有任何晕厥发作的情况。

（3）可能的原因包括：迷走神经张力增加；使用可延长 PR 间期的药物（如地高辛、钙通道阻滞剂、β 受体阻滞剂等）；患者有一些急性或慢性心脏疾病等。

（4）需要做进一步检查，如超声心动图、Holter 等。

（5）如果病人没有明显的症状，可以进行随访观察。

（6）注意避免使用可能延长 PR 间期的药物。

27. BAV de 2ºgrau (Mobitz Ⅱ)

Características de BAV de 2ºgrau (Mobitz Ⅱ) (Fig. 36)

(1) O intervalo P-R é constante.

(2) Onda P regular com quedas abruptas do complexo QRS.

(3) Os complexos QRS normal (se o bloqueio ocorrer no feixe de His) (Fig. 36-a) ou assemelhar-se à bloqueio do ramo ou bloqueio fascicular (se o bloqueio occorrer nos ramos do feixe de His) (Fig. 36-b).

(4) A relação de condução pode ser constante ou variada.

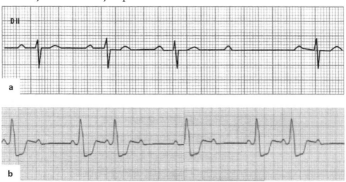

Fig. 36 ECG de BAV de 2ºgrau (Mobitz Ⅱ)

(a) com os complexos QRS estreito. (b) com os complexos QRS alargado

（图 36　二度房室传导阻滞 – 莫氏Ⅱ型心电图）

a. 伴窄 QRS 波群；b. 伴宽 QRS 波群。

Significado clínico

(1) Pode ser uma bradicardia maligna! Pode progredir para um BAV mais severo.

(2) Possíveis causas: uso de medicamentos que podem prolongar o intervalo P-R (como digoxina, propafenona, β-bloqueador, etc.), algumas doenças cardíacas agudas ou crónicas (como enfarte miocárdio

agudo , miocardite aguda, fibrose idiopática e esclenose do sistema de condução), etc.

(3) É provável que os pacientes tenham síncope ou pré-síncope.

(4) Necessidade de cuidado enfermagem e procura de causas de doença.

27. 二度 Ⅱ 型房室传导阻滞（莫氏 Ⅱ 型）

二度 Ⅱ 型房室传导阻滞（莫氏 Ⅱ 型）的特点（图 36）

（1）PR 间期是恒定的。

（2）有规律的 P 波，伴随突然脱漏的 QRS 波。

（3）QRS 波群可能正常（如果阻滞发生在远端 His 束）(图 36–a) 或 QRS 波群在形态上类似于束支阻滞或室内阻滞畸形（如果阻滞发生在束支）。(图 36–b)

（4）传导比例可以是恒定的或可变的。

临床意义

（1）这可能是恶性的心动过缓，也可能发展为更严重的房室传导阻滞。

（2）可能的原因包括：使用可延长 PR 间期的药物（如地高辛、普罗帕酮、β 受体阻滞剂等）；一些急性或慢性心脏疾病（如急性心肌梗死、急性心肌炎）等。

（3）患者很可能有晕厥或晕厥先兆。

（4）需要临床监护并寻找疾病的原因。

28. BAV avançado

Características de BAV avançado (Fig. 37)

(1) É quando há uma sequência de ondas P bloqueadas seguidamente. Várias ondas P sem gerar um complexo QRS. O ECG mostra uma relação de condução de 3 : 1 ou superior (por exemplo, 4 : 1, 5 : 1, ou 6 : 1).

(2) Como resultado do ritmo ventricular lento, o ritmo de escape juncional ou ventricular está frequentemente presente (dependendo do local bloqueado), que no ECG é mostrado como bloqueio AV incompleto.

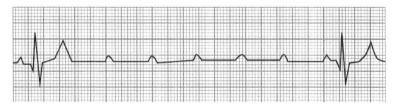

Fig. 37 ECG de BAV avançado

（图 37　高度房室传导阻滞）

Significado clínico

(1) Também é uma bradicardia maligna! Pode progredir para um BAV mais severo.

(2) Possíveis causas: as mais comuns são as patologias cardíacas orgânicas, tais como doenças cardíacas isquémicas, patologias inflamatórias do miocárdio e danos no sistema de condução cardíaca.

(3) Os pacientes são propensos a perturbações hemodinâmicas devido a bradicardia. Necessidade de cuidado enfermagem e procura de causas de doença.

(4) Pode utilizar isoprenalina ou colocar um pacemaker temporário.

28. 高度房室传导阻滞

高度房室传导阻滞的特点（图 37）

（1）表现为当有一连串受阻的 P 波时，多个 P 波未下传而不产生 QRS 波群。心电图显示传导比例为 3∶1 或更高（例如 4∶1、5∶1 或 6∶1）。

（2）由于心室节律缓慢，经常会出现交界性或心室逸搏性心律（取决于传导阻滞的受阻部位），在心电图上表现为不完全性房室传导阻滞。

临床意义

（1）这也是一种恶性的心动过缓，它可以发展为更严重的房室传导阻滞。

（2）可能的原因包括：最常见的是心脏器质性病变，如缺血性心脏病、炎症性心肌病变和心脏传导系统的损害。

（3）患者容易因心动过缓而出现血流动力学障碍，需要临床监护和寻找疾病的原因。

（4）可以使用异丙肾上腺素或安置临时起搏器。

29. BAV de 3ºgrau ou Total (BAVT)

Características de BAVT (Fig. 38)

(1) Os intervalos P-P e os intervalos R-R seguem o seu respectivo padrão. A auricula bate em uma frequência, o ventrículo em outra.

(2) As ondas P e os complexos QRS não estão relacionados.

(3) As ondas P parecem mais frequentes do que os complexos QRS, porque as ondas P estão no ritmo sinusal (60~100 bpm), enquanto que os complexos QRS estão na ritmo de escape juncional (40~60 bpm) ou ventricular (20~40 bpm).

(4) Melhor forma de ver é fazendo uma tira de ritmo da derivação II (DII) .

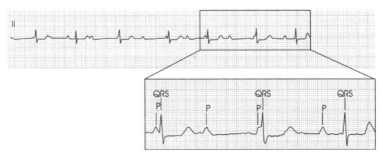

Fig. 38 ECG de BAVT. (图 38 完全性房室传导阻滞)

Significado clínico

(1) É uma bradicardia maligna severa! Pode complicar-se pela fibrilhação ventricular. Os pacientes têm risco de vida.

(2) Possíveis causas: as mais comuns são as patologias cardíacas orgânicas, tais como doenças cardíacas isquémicas, patologias inflamatórias do miocárdio e danos no sistema de condução cardíaca.

(3) Pode utilizar isoprenalina ou colocar um pacemaker temporário. Se o BAVT não for restaurado, o doente necessita de um pacemaker permanente.

29. 三度房室传导阻滞（完全性房室传导阻滞）

三度房室传导阻滞的特点（图 38）

（1）PP 间期和 RR 间期遵循各自的模式，即心房以一种频率跳动，心室以另一种频率跳动。

（2）P 波和 QRS 波群不相关。

（3）P 波比 QRS 波出现得更频繁，因为 P 波通常处于窦性心律（60~100 次 / 分），而 QRS 波处于交界性心率（40~60 次 / 分）或室性逸搏心律的心率（20~40 次 / 分）。

（4）最好的方法是通过长 Ⅱ 导联进行查看判断。

临床意义

（1）这是一种很严重的恶性心动过缓，它可以并发心室颤动，病人可能有危及生命的情况出现。

（2）可能的原因包括：最常见的是心脏器质性病变，如缺血性心脏病、炎症性心肌病变和心脏传导系统的损害。

（3）可以使用异丙肾上腺素或安置临时起搏器。如果完全性房室传导阻滞不能恢复，病人需要安置一个永久起搏器。

30. Complexo QRS normal

Características de complexo QRS normal (Fig. 39)

(1) Características morfológicas do complexo QRS normal:

①A onda principal é positiva nas derivações I, II, e V_4 a V_6, enquanto a onda principal é negativa nas derivações aVR e V_1.

②Da derivação V_1 ao V_6, a onda R torna-se mais alta, a onda S torna-se mais baixa.

③Nas derivações V_1 e V_2, não deve haver onda Q (q) (o padrão QS pode estar presente). Nas derivações aVR, aVL, e Ⅲ, pode haver onda Q ou q. Nas derivações Ⅰ, Ⅱ, aVF, e V_4 a V_6, a onda Q não deve estar presente (a onda q provavelmente está presente).

(2) Características de voltagem do complexo QRS normal:

①Em pelo menos uma derivação de membro , a soma das voltagens Q, R, e S é maior ou igual a 0,5 mV.

②Em pelo menos uma derivação de peito, a soma das voltagens Q, R, S é maior ou igual a 0,8 mV.

③ $RV_5 < 2,5$ mV, $RaVL < 1,2$ mV, $RaVF < 2,0$ mV, $R_I < 1,5$ mV, e $RV_5 + SV_1 < 3,5$-$4,0$ mV.

④$RV_1 < 1,0$ mV, $RV_1 + SV_5 < 1,2$ mV, e $RaVR < 0,5$ mV.

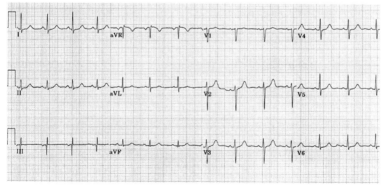

Fig. 39 ECG com complexo QRS normal. （图 39　正常 QRS 波群的心电图）

(3) As várias morfológias do complexo QRS e as convenções de nomenclatura. (Fig. 40)

①As ondas com direcção positiva são chamadas ondas R, as maiores são escritas como R e as mais pequenas como r. Se houver duas ondas R no mesmo complexo QRS, a última é escrita como R' ou r'.

②Antes da onda R, se houver uma onda com direcção negativa chamada onda Q (q), a maior é escrita como Q e a menor é escrita como q.

③Depois da onda R, se houver uma onda com direcção negativa chamada onda S (s), a maior é escrita como S e a menor é escrita como s.

④Só haver uma onda positiva num complexo QRS, escrita como uma onda R, ou apenas uma onda negativa, escrita como uma onda QS.

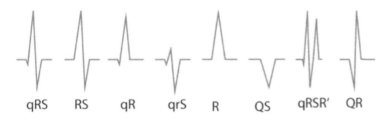

qRS   RS   qR   qrS   R   QS   qRSR'   QR

Fig. 40 Como nomear complexo QRS（图 40　QRS 波的命名原则）

30. 正常 QRS 波群

正常 QRS 波群的特点（图 39）

（1）正常 QRS 波群的形态特征

①主波在 I 、II 和 V₄~V₆导联为正向，而在 aVR 和 V₁导联为负向。

②从 V₁到 V₆，R 波逐渐变高，S 波逐渐变低。

③在 V₁和 V₂导联，不应该不出现 Q（q）波（但 QS 形态可能存在）；在 aVR、aVL 和 III 导联，可能有 Q 或 q 波出现；

在Ⅰ、Ⅱ、aVF和V_4~V_6导联，不应出现Q波（但q波可能存在）。

（2）正常QRS波群的电压特点

①在至少一个肢体导联中，Q、R和S的电压之和大于或等于0.5 mV。

②在至少一个胸导联中，Q、R、S电压之和大于或等于0.8 mV。

③$RV_5 < 2.5$ mV, RaVL < 1.2 mV, RaVF < 2.0 mV, $R_1 < 1.5$ mV, e $RV_5+SV_1 < 3.5$~4.0 mV。

④$RV_1 < 1.0$ mV, $RV_1+SV_5 < 1.2$ mV, e RaVR < 0.5 mV。

（3）QRS波群的各种形态和命名规则（图40)

①具有正方向的波称为R波，较大的写成R，偏小的写成r。如果在同一QRS波段有两个R波，后者写成R′或r′。

②在R波之前，如果有一个方向为负的波，称为Q（q）波，较大的写为Q，偏小的写为q。

③在R波之后，如果有一个方向为负的波，称为S（s）波，较大的写成S，较小的写成s。

④在一个QRS波群中如果只有一个正向波，写成R波；如果只有一个负波，写成QS波。

31. Hipertrofia ventricular esquerda

Características de hipertrofia ventricular esquerda(Fig. 41)

(1) Alteração da voltagem QRS: A voltagem RV_5 ou RV_6 é superior a 2,5mV; $RV_5 + SV_1$ é superior a 4,0mV (para feminino é superior a 3,5mV).

(2) Duração do complexo QRS prolongado até 0,10~0,11 s, mas ainda inferior a 0,12 s.

(3) Possível desvio do eixo esquerda.

(4) Alteração do ST-T secundário: nas derivações onde a onda R predomina no QRS, a depressão do segmento ST é superior a 0,05mm com onda T plana, bifásica, ou invertida; enquanto nas derivações da onda S predomina, a elevação do segmento ST pode aparecer correspondentemente com a onda T alta e vertical.

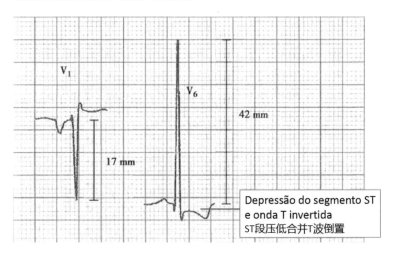

Fig. 41 ECG de hipertrofia ventricular esquerda. (图 41　左心室肥厚心电图)

Significado clínico

(1) Possíveis doenças: hipertensão, cardiomiopatia hipertrófica, estenose da válvula aórtica, etc.

(2) Precisa fazer mais exames, como ecocardiograma. Medir a tensão arterial do paciente.

31. 左心室肥厚

左心室肥厚的特点（图 41）

（1）QRS 波电压的改变：RV_5 或 RV_6 电压高于 2.5 mV；RV_5+SV_1 高于 4.0 mV（女性高于 3.5 mV）。

（2）QRS 波段持续时间可延长为 0.10~0.11 s，但仍小于 0.12 s。

（3）可能合并电轴左偏的表现。

（4）继发性 ST-T 改变：在 R 波为主的 QRS 导联中，ST 段压低大于 0.05 mm，T 波平坦、双相或倒置；而在以 S 波为主的导联中，ST 段可出现抬高，并可相应地出现高耸的 T 波。

临床意义

（1）可能的疾病：高血压、肥厚型心肌病、主动脉瓣狭窄等。

（2）需要做进一步的检查，如超声心动图，应测量患者的血压。

32. Hipertrofia ventricular direita

Características de hipertrofia ventricular direita (Fig. 42)

(1) Alteração da voltagem QRS: O complexo QRS mostra forma de qR em V_1, R/S é superior a 1 em V_1 e aVR; R/S é inferior a 1 em derivação V_5; o complexo QRS mostra forma de rS de V_1 a V_4, até mesmo a V_6 por vezes.

(2) A voltagem do complexo QRS aumenta; a voltagem em RV_1 é superior a 1,0mV; RV_1 + SV_5 é superior a 1,2mV; RaVR é superior a 0,5mV.

(3) Desvio do eixo direito.

(4) Alteração do ST-T: O segmento ST é deprimido com onda T bifásica ou invertida em V_1. Onda R alta em V_1 com mudança ST-T é definida como hipertrofia do ventrículo direito com deformação.

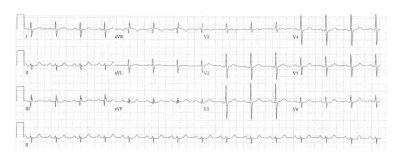

Fig. 42 ECG de hipertrofia ventricular direita. （图 42　右心室肥厚心电图）

Significado clínico

(1) Possíveis doenças: hipertensão arterial pulmonar com algumas doenças cardíacas congénitas ou doença pulmonar crónica, estenose da válvula pulmonar, etc.

(2) Precisa fazer mais exames, como ecocardiograma, Raio-x do tórax, etc.

32. 右心室肥厚

右心室肥厚的特点（图 42）

（1）QRS 波电压的变化：QRS 波群在 V_1 显示 qR 形状，R/S 比值在 V_1 和 aVR ＞ 1；R/S 比值在 V_5 导联 ＜ 1；QRS 波群从 V_1 到 V_4 呈 rS 形态，甚至有时至 V_6 均为该形态。

（2）QRS 波电压增加；RV_1 的电压 ＞ 1.0 mV；RV_1+SV_5 ＞ 1.2 mV；RaVR ＞ 0.5 mV。

（3）电轴右偏。

（4）ST–T 改变：ST 段压低，V_1 的 T 波呈双相或倒置。V_1 中的 R 波增高与 ST–T 改变是右心室肥大的典型表现。

临床意义

（1）可能的疾病：一些先天性心脏病或慢性肺部疾病合并肺动脉高压、肺动脉瓣狭窄等。

（2）需要做进一步的检查，如超声心动图、胸部 X 线检查等。

33. Baixa voltagem no complexo QRS

Características de baixa voltagem no complexo QRS (Fig. 43)

(1) Nenhum valor absoluto de voltagem de qualquer complexo QRS em qualquer derivação torácica ≥0.8mV.

(2) Ou nenhum valor absoluto de voltagem de qualquer complexo QRS em qualquer derivação de membros ≥0.5mV (conhecido como baixa voltagem em derivações de membros).

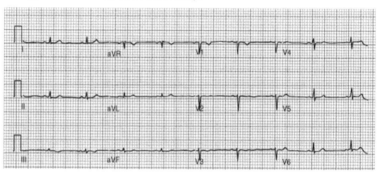

Fig. 43 ECG de baixa voltagem no complexo QRS.（图43　QRS波低电压心电图）

Significado clínico

(1) Causas comuns:

①Baixa voltagem causada pelo miocárdio: cardiomiopatia restritiva (amiloidose, sarcoma, etc).

②Aumento da impedância entre os tecidos (miocárdio) que forma voltagens e derivações: gordura (excesso de peso), aumento do conteúdo de ar na cavidade torácica(DPOC, pneumotórax), e presença de derrame patológico (derrame pericárdico ou pleural, ascite).

③Hipotiroidismo.

(2) Precisa fazer mais exames, como ecocardiograma, Raio-x do tórax, etc. Medir a tensão arterial. Fazer análise para função tiroidea.

33. QRS 波低电压

QRS 波低电压的特点（图 43）

（1）所有胸导联中的 QRS 波的绝对电压值都没有 ≥ 0.8 mV。

（2）或者所有肢体导联中的 QRS 波的绝对电压值没有 ≥ 0.5 mV（可称为肢体导联低电压表现）。

临床意义

QRS 波低电压常见原因有：

①由心肌疾病引起的低电压，如限制性心肌病（淀粉样变、肉瘤等）。

②形成电压和导联的组织（心肌）之间的阻抗增加：如脂肪过多（肥胖）、胸腔含气量增多（慢性阻塞性肺疾病、气胸）和存在病理性积液（心包或胸腔积液、腹水）。

③甲状腺功能减退症。

④需要做进一步的检查，如超声心动图、胸部 X 线检查等；测量患者的血压；检查甲状腺功能。

34. Extrasístole ventricular

Características de extrasístole ventricular (Fig. 44)

(1) Os complexos QRS têm um aspecto largo (>0,12s em adultos e >0,10s em crianças) e bizarro. A onda T e o complexo QRS estão na direcção oposta.

(2) Não estão presentes ondas P correspondentes antes do extrasístole ventricular. A onda Retrograda P' pode aparecer após o complexo QRS e R-P' > 0,20s.

(3) Geralmente a extrasístole ventricular é seguido por uma pausa compensatória completa. No entanto, também é possível uma pausa não compensatória.

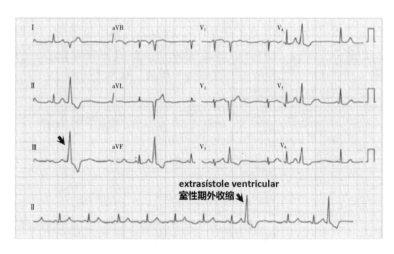

Fig. 44 ECG de ritmo sinusal com extrasístole ventricular.

（图 44　窦性心律，室性期前收缩心电图）

Significado clínico

(1) Extrasístole ventricular pode ocorrer em pessoas sem doença

cardíaca orgânica.

(2) Outras causas comuns: doença cardíaca orgânica, perturbações do equilíbrio electrolítico e ácido-base.

(3) Alguns extrasístole ventricular podem ser potencialmente perigosos, tais como a indução de taquicardia ventricular ou fibrilhação ventricular.

34. 室性期前收缩

室性期前收缩的特点（图44）

（1）QRS波群宽大（成人＞0.12 s，儿童＞0.10 s），外观畸形。T波和QRS波段的方向相反。

（2）在室性期外收缩前一般找不到相应的P波。逆行P′波可能出现在QRS波后，RP′间期＞0.20 s。

（3）通常情况下，室性期前收缩后会有一个完全的代偿性间歇。当然，也可以出现非完全代偿性间歇。

临床意义

（1）没有器质性心脏病的人也可能会发生室性期前收缩的情况。

（2）其他常见原因：器质性心脏病、电解质和酸碱平衡紊乱。

（3）有些室性期前收缩可能有潜在的危险，如诱发室性心动过速或心室颤动。

35. Batimento de escape ventricular

Características de escape ventricular   (Fig. 45)

(1) Em combinação com bradicardia, a onda QRS atrasada é larga (>0,12s em adultos e >0,10s em crianças) e bizarra. A onda T e o complexo QRS estão na direcção oposta. A escape ventricular baseia-se na bradicardia que não ocorre em ritmo sinusal normal, e o batimento extrasístole ventricular ocorre mais cedo do que o ritmo sinusal normal seguinte.

(2) Nenhuma onda P correspondente está presente antes da batida de escape.

(3) 3 ou mais batimentos de escape ventricular consecutivos constituem um ritmo de escape ventricular. (Fig. 46)

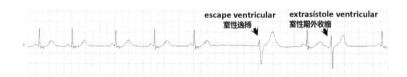

Fig. 45 ECG de ritmo sinusal

（图 45　窦性心律心电图）

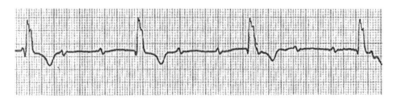

Fig. 46 ECG de ritmo de escape ventricular com BAVT.

（图 46　完全性房室传导阻滞合并室性逸搏心律心电图）

Significado clínico

(1) Geralmente visto em pacientes com disfunção do nódulo sinusal ou BAV grave.

(2) O ritmo de escape ventricular é visto em doentes com doenças cardíacas orgânicas graves. Pode complicar-se por arritmias mais malignas e com risco de vida.

(3) Necessidade de procurar e de tratar activamente as causas.

35. 室性逸搏心律

室性逸搏心律的特点。（图45）

（1）与心动过缓相伴，延迟出现的 QRS 波增宽（成人＞0.12 s，儿童＞0.10 s），而且是畸形的。T 波和 QRS 波段的方向相反。（心室逸搏是心动过缓时没有出现正常的窦性节律，而室性期外收缩则是出现在下一个正常窦性心律之前。）

（2）在逸搏的心跳（QRS 波）前没有相应的 P 波出现。

（3）3 个或更多连续的室性逸搏构成室性逸搏心律。（图46）

临床意义

（1）通常见于窦房结功能障碍或严重房室传导阻滞的患者。

（2）室性逸搏心律见于严重的器质性心脏病患者。可伴随其他复杂的恶性心律失常从而威胁患者生命。

（3）需要积极寻找原因并对因治疗。

36. ECG com pacemakers cardíacos artificiais

Características de estimulação ventricular (Fig. 47)

(1) O espigão é seguido por um largo complexo QRS que se assemelha a um bloqueio de ramo esquerdo.

(2) O pico do pacemaker é grande em estimulação unipolar enquanto que pequeno em estimulação bipolar.

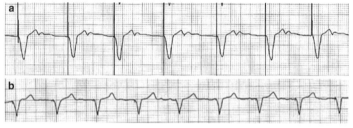

Fig. 47 ECG de estimuladores ventriculares

(a) Estimulação unipolar ventricular (o pico do pacemaker é grande); (b) Estimulação bipolar ventricular (o pico do pacemaker é pequeno).

（图 47 心室起搏心电图）

a. 单极心室起搏 – 起搏器刺激信号明显; b. 双极心室起搏 – 起搏器刺激信号小。

Significado clínico

(1) Comumente visto em pacientes com pacemakers ventriculares de câmara única, onde o fio do electrodo do pacemaker é colocado no ventrículo direito. (Fig. 48 pacemaker e fio do electrodo do pacemaker visível no raio-x)

(2) Pode fazer ecocardiograma e Raio-x do tórax.

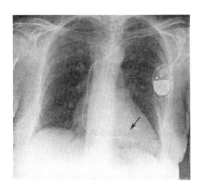

Fig. 48 Raio-x do tórax

（图 48　胸部 X 线）

36. 人工心脏起搏器心电图

心室起搏的特点（图 47）

（1）一个尖峰之后是一个增宽的 QRS 波，类似于左束支传导阻滞。

（2）单极起搏时起搏器刺激信号尖峰大，而双极起搏时起搏器刺激信号尖峰小。

临床意义

（1）常见于使用单腔心室起搏器的患者，起搏器的电极线被放置在右心室中。如图 48，X 线片中可见患者的起搏器和起搏导线。

（2）可以进行超声心动图和胸部 X 光检查。

37. Bloqueio de Ramo Direito (BRD)

Características de BRD. (Fig. 49)

(1) É um bloqueio completo de ramo direito (BCRD) quando a duração dos complexos QRS é maior ou igual a 0,12s. (Fig. 49-a) Caso contrário, é um bloqueio incompleto de ramo direito (BIRD) . (Fig. 49-b)

(2) O complexo QRS assemelha-se a rsR′ ou configuração "M" em V_1 ou V_2. (Fig. 50)

(3) A onda S é ampla (duração $\geqslant 0.04$ s) e entalhada nas derivações I, V_5, e V_6. (Fig. 49)

(4) O complexo QRS assemelha-se ao padrão QR em derivação aVR com onda R larga e entalhada.

(5) A duração da onda R em V_1 é superior a 0,05s. O segmento ST é ligeiramente deprimido com a onda T invertida em V_1 e V_2. As ondas T em derivações I, V_5, e V_6 são rectas.

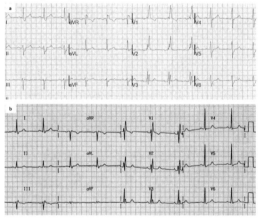

Fig. 49 ECG de BRD

(a) BCRD; (b) BIRD.

（图 49　右束支传导阻滞心电图）

a. 完全性右束支传导阻滞；b. 不完全性右束支传导阻滞。

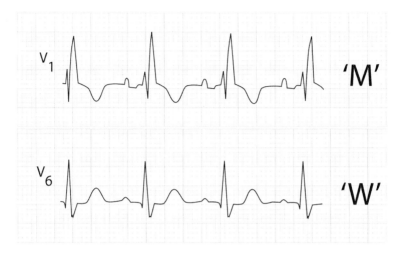

Fig. 50 Padrão característico de complexo QRS de BRD nos derivações V$_1$ e V$_6$.

（图 50　右束支传导阻滞）

Significado clínico

(1) O BRD não produz anomalias hemodinâmicas significativas e é, portanto, frequentemente clinicamente assintomático.

(2) A maioria dos sintomas tem origem na doença primária: doença cardíaca coronária, doença cardíaca hipertensiva, doença cardíaca reumática, cardiomiopatia, doença cardíaca pulmonar, doença cardíaca congénita, etc.

(3) Precisa de fazer ecocardiograma e Raio-x do tórax.

(4) Tratamento para a doença primária. Não há medicamentos disponíveis para melhorar o BRD.

37. 右束支传导阻滞

右束支传导阻滞的特点（图 49）

（1）当 QRS 波的持续时间大于或等于 0.12 s 时，就是完全性右束支传导阻滞（图 49-a）。否则，就是不完全性右束支传导阻滞（图 49-b）。

（2）QRS 波群在 V_1 或 V_2 导联形态类似于 rsR′ 或 "M" 构型。（图 50）

（3）S 波很宽（持续时间 ≥ 0.04 s），在 I、V_5 和 V_6 导联有顿挫。（图 49）

（4）QRS 波在 aVR 导联呈现为 QR 形态，R 波增宽且有顿挫。

（5）V_1 导联的 R 波持续时间大于 0.05 s。V_1 和 V_2 导联的 ST 段轻微压低，T 波倒置。I、V_5 和 V_6 导联的 T 波是直的。

临床意义

（1）右束支传导阻滞通常不导致明显的血流动力学异常，因此在临床上往往没有症状。

（2）大多数症状源于原发疾病：如冠心病、高血压心脏病、风湿性心脏病、心肌病、肺心病、先天性心脏病等。

（3）需要做超声心动图和胸部 X 线检查。

（4）对原发疾病进行治疗。目前尚无药物可用于改善右束支传导阻滞本身。

38. Bloqueio Completo de Ramo Esquerdo (BCRE)

Características de BCRE (Fig. 51)

(1) A duração dos complexos QRS é maior ou igual a 0,12s.

(2) A onda R é larga, com um pico redondo, ou entalhado nas derivações I, aVL, V_5, e V_6.

(3) Desvio esquerdo do eixo.

(4) O complexo QRS assemelha-se à configuração rS ou QS nas derivações V_1 e V_2. A onda Q desaparece nas derivações I, V_5 e V_6.

(5) A duração da onda R é superior a 0,06s nas derivações V_5 e V_6.

(6) A direcção do ST-T é oposta à do complexo QRS.

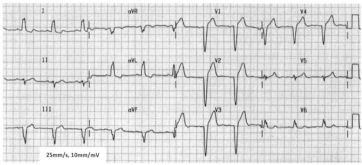

Fig. 51 ECG de BCRE（图 51　完全性左束支传导阻滞心电图）

Significado clínico

(1) A maioria dos pacientes com BCRE no ECG têm cardiopatia orgânica.

(2) As condições cardíacas comuns incluem: doença cardíaca coronária, doença cardíaca hipertensiva, doença cardíaca reumática, cardiomiopatia, etc.

(3) Precisa de fazer ecocardiograma e Raio-x do tórax.

(4) Tratamento para a doença primária. Não há medicamentos disponíveis para melhorar o BCRE.

38. 完全性左束支传导阻滞

完全性左束支传导阻滞的特点（图 51）

（1）QRS 波的持续时间 ≥ 0.12 s。

（2）R 波很宽，在 Ⅰ、aVL、V_5 和 V_6 导联有一个圆钝或有顿挫的峰。

（3）电轴左偏。

（4）在 V_1 和 V_2 导联，QRS 波类似于 rS 或 QS 形态。在 Ⅰ、V_5 和 V_6 导联不出现 Q 波。

（5）V_5 和 V_6 导联的 R 波持续时间 > 0.06 s。

（6）ST–T 方向与 QRS 波的方向相反。

临床意义

（1）大多数心电图出现完全性左束支传导阻滞的患者都有器质性心脏病。

（2）常见的心脏疾病包括：冠心病、高血压心脏病、风湿性心脏病、心肌病等。

（3）需要做超声心动图和胸部 X 线检查。

（4）对原发疾病进行治疗。目前尚无药物可用于改善左束支传导阻滞本身。

39. Hemibloqueio Anterior Esquerdo (HBAE)

Características de HBAE. (Fig. 52)

(1) Pode ser visto um desvio do eixo esquerdo.

(2) As derivações Ⅱ, Ⅲ, e aVF mostram um padrão rS e a onda S na derivação Ⅲ é mais profunda do que a da derivação Ⅱ. As derivações I e aVL mostram um padrão qR e a amplitude da onda R na derivação aVL é maior do que a da derivação I.

(3) A duração do complexo QRS é prolongado mas ainda é inferior a 0,12s.

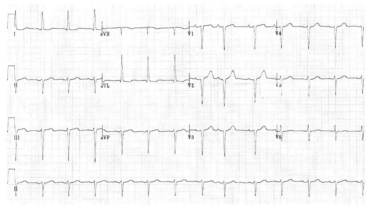

Fig. 52 ECG de HBAE（图 52　左前分支阻滞心电图）

Significado clínico

(1) Não é necessário tratamento na ausência de doença cardíaca orgânica.

(2) As condições cardíacas comuns incluem: doença cardíaca coronária, doença cardíaca hipertensiva, cardiomiopatia, etc.

(3) Precisa de fazer ecocardiograma e Raio-x do tórax.

(4) Tratamento para a doença primária. Não há medicamentos disponíveis para melhorar o HBAE.

39. 左前分支阻滞

左前分支阻滞的特点（图 52）

（1）可见电轴左偏。

（2）Ⅱ、Ⅲ 和 aVF 导联呈现 rS 形态，Ⅲ 导联的 S 波比 Ⅱ 导联更深。Ⅰ 和 aVL 导联呈现 qR 形态，且 aVL 导联中 R 波的振幅大于 Ⅰ 导联的振幅。

（3）QRS 波的持续时间延长了，但仍小于 0.12 s。

临床意义

（1）在不伴有器质性心脏病的情况下不需要治疗。

（2）常见的心脏疾病包括：冠心病、高血压心脏病、心肌病等。

（3）需要做超声心动图和胸部 X 线检查。

（4）对原发疾病进行治疗。目前尚无药物可用于改善左前分支阻滞本身。

40. Hemibloqueio Posterior Esquerdo (HBPE)

Características de HBPE (Fig. 53)

(1) Pode ser visto um desvio do eixo direito.

(2) Padrões rS são vistos nas derivações I e aVL, e os padrões qR são vistos nas derivações Ⅱ, Ⅲ e aVF. A duração da onda q é inferior a 0,025s.

(3) A amplitude da onda R é maior na derivação Ⅲ do que a da derivação Ⅱ.

(4) A duração do complexo QRS é inferior a 0,12s.

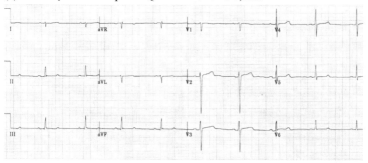

Fig. 53 ECG de HBPE（图 53　左后分支传导阻滞心电图）

Significado clínico

(1) As condições cardíacas comuns incluem: doença cardíaca coronária, doença cardíaca hipertensiva, cardiomiopatia, etc.

(2) Devemos ter atenção se existem bloqueios combinados num mesmo ECG.

(3) Precisa de fazer ecocardiograma e Raio-x do tórax.

(4) Tratamento para a doença primária. Não há medicamentos disponíveis para melhorar o HBPE.

40. 左后分支阻滞

左后分支阻滞的特点（图 53）

（1）可以看到电轴右偏。

（2）在 Ⅰ 和 aVL 导联 QRS 波呈现 rS 形态，在 Ⅱ、Ⅲ 和 aVF 导联可见 QRS 波呈现 qR 形态。q 波持续时间小于 0.025 s。

（3）R 波的振幅在 Ⅲ 导联比在 Ⅱ 导联更大。

（4）QRS 波持续时间小于 0.12 s。

临床意义

（1）常见的心脏疾病包括：冠心病、高血压心脏病、心肌病等。

（2）需要注意确定心电图上是否合并其他传导阻滞。

（3）需要做超声心动图和胸部 X 线检查。

（4）对原发疾病进行治疗。目前尚无药物可用于改善左后分支阻滞本身。

41. Flutter Ventricular

Características de Flutter Ventricular (Fig. 54)

(1) A onda P está ausente em todas as derivações.

(2) Nenhum complexo QRS-T identificável, mas são mostradas ondas ondulatórias.

(3) Frequência: 200~250 bpm.

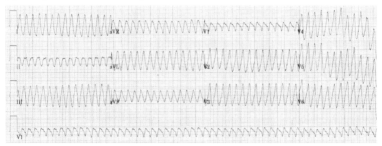

Fig. 54 ECG de Flutter Ventricular（图 54　心室扑动心电图）

Significado clínico

(1) É uma arritmia maligna grave e mortal em que o paciente desenvolve perturbações hemodinâmicas e perda de consciência.

(2) Precisamos de desfibrilhar o paciente imediatamente com corrente directa. Geralmente escolher 150~200J de energia.

(3) Geralmente, a reanimação também é necessária em conjunto com a Ressuscitação Cardiopulmonar (RCP).

(4) Depois de uma desfibrilhação e RCP bem sucedidas, precisamos de procurar activamente a causa e acompanhar com ressuscitação e tratamento.

(5) Geralmente visto nas fases agudas (como enfarte agudo miocárdio agudo, bradicardia aguda severa, etc.) ou doença cardíaca orgânica tardias grave, especialmente em combinação com distúrbios electrolíticos e hipocalemia.

41. 心室扑动

心室扑动的特点（图 54）

（1）所有导联中都没有 P 波。

（2）没有可识别的 QRS–T 波群，取而代之的都是正弦波。

（3）频率：200~250 次 / 分。

临床意义

（1）这是一种严重的、致命的恶性心律失常，患者会出现血流动力学障碍和意识丧失。

（2）需要立即用直流电对患者进行除颤。通常选择 150~200 J 的能量。

（3）通常也需要同时进行心肺复苏术（CPR）。

（4）除颤和心肺复苏成功后，需要积极寻找原因，并进行后续的抢救和治疗。

（5）常见于严重器质性心脏病急性期（如急性心肌梗死、严重急性心动过缓等）或终末期的患者，特别是合并电解质紊乱和低钾血症的患者。

42. Fibrilhação ventricular (FV)

Características de Fibrilhação ventricular. (Fig. 55)

(1) Nenhum complexo QRS-T visível.

(2) São mostradas ondas de fibrilhação rápidas, grosseiras e irregulares.

(3) Frequência das ondas de fibrilhação: 250~500 bpm.

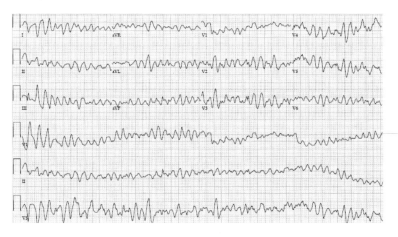

Fig. 55 ECG de Fibrilhação ventricular（图 55　心室颤动心电图）

Significado clínico

(1) É uma arritmia maligna grave e mortal em que o paciente desenvolve perturbações hemodinâmicas e perda de consciência.

(2) Ressuscitação e tratamento são os mesmos que para os pacientes com Flutter Ventricular.

(3) As causas comuns são as mesmas que para o flutter ventricular.

42. 心室颤动

心室颤动的特点（图 55）

（1）没有可识别的 QRS-T 波群。

（2）呈现为快速、粗大、不规则的颤动波。

（3）颤动波频率：250~500 次 / 分。

临床意义

（1）这是一种严重的、致命的恶性心律失常，患者会出现血流动力学障碍和意识丧失。

（2）抢救及治疗方案与心室扑动患者相同。

（3）常见的原因与心室扑动的原因相同。

43. Taquicardia ventricular (TV) monomórfica

Características de TV monomórfica (Fig. 56)

(1) Complexos QRS contínuos e largos, duração ≥0.12s.

(2) Frequência: geralmente 150-200bpm.

(3) A taquicardia pode ser paroxística ou sustentada.

(4) Todos os complexos QRS têm a mesma morfologia e amplitude, esta variante de ECG é definida como TV monomórfica.

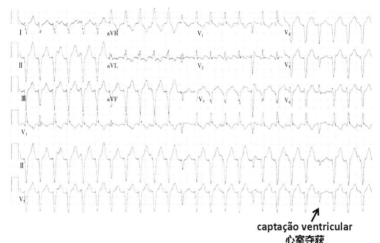

↗
captação ventricular
心室夺获

Fig. 56 ECG de TV monomórfica

A captação ventricular é um sinal importante para ajudar a determinar a TV.

（图 56　单形性室性心动过速）

箭头所指的心室夺获现象是诊断室性心动过速的重要依据。

Significado clínico

(1) É uma arritmia maligna grave e mortal em que alguns pacientes podem desenvolver distúrbios hemodinâmicos e perda de consciência.

(2) Pacientes com perturbações hemodinâmicas combinadas requerem desfibrilhação imediata.

(3) A maioria dos pacientes têm doenças cardíacas orgânicas.

43. 单形性室性心动过速

单形性室性心动过速的特点（图 56）

（1）连续出现的增宽的 QRS 波群，QRS 波持续时间 ≥ 0.12 s。

（2）心室率通常在 150~200 次 / 分。

（3）心动过速可以是阵发性的或持续的。

（4）所有的 QRS 波群都有相同的形态和振幅，这样的室性心动过速被定义为单形性室性心动过速。

临床意义

（1）这是一种严重的、致命的恶性心律失常，部分患者可能会出现血流动力学障碍和意识丧失。

（2）合并血流动力学障碍的患者需要立即进行除颤。

（3）大多数患者有器质性心脏病。

44. Taquicardia ventricular (TV) polimórfica

Características de TV polimórfica(Fig. 57)

(1) Complexos QRS contínuos e largos, duração ⩾0.12s.

(2) A taquicardia pode ser paroxística ou sustentada.

(3) Três ou mais complexos QRS com morfologia distinta aparecem na mesma derivação com uma frequência superior a 200 bpm e tal padrão continua durante dez ou mais batimentos cardíacos.

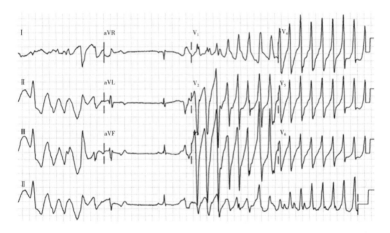

Fig. 57 ECG de TV polimórfica（图 57　多形性室性心动过速心电图）

Significado clínico

(1) É uma arritmia maligna grave e mortal.

(2) Pacientes com perturbações hemodinâmicas combinadas requerem desfibrilhação imediata.

(3) A maioria dos pacientes têm doenças cardíacas orgânicas.

(4) Necessidade de corrigir activamente os distúrbios electrolíticos.

(5) O β-bloqueador ou lidocaína podem ter um contributo na redução de episódios de TV.

44. 多形性室性心动过速

多形性室性心动过速的特点（图 57）

（1）连续出现的增宽的 QRS 波群，QRS 波持续时间 ≥ 0.12 s。

（2）心动过速可以是阵发性的或持续的。

（3）在同一导联中出现三种或更多具有明显不同形态的 QRS 波群，其频率大于 200 次 / 分，并且这种心动过速持续了 10 次及以上。

临床意义

（1）这是一种严重的、致命的恶性心律失常。

（2）合并血流动力学障碍的患者需要立即进行除颤。

（3）大多数患者有器质性心脏病。

（4）需要积极纠正电解质紊乱。

（5）β 受体阻滞剂或利多卡因可能对减少多形性室性心动过速发作有帮助。

45. TV do tipo torsades de pointes

Características de TV do tipo torsades de pointes (Fig. 58)

(1) TV mostra um eixo QRS ondulante, com a polaridade dos complexos se deslocando em torno da linha de base.

(2) ECG entre os episódios mostra um intervalo QT longo após correção para a frequência cardíaca (QTc).

(3) O valor de QTc normal médio é cerca de 0,44s, embora varie entre os indivíduos e por sexo.

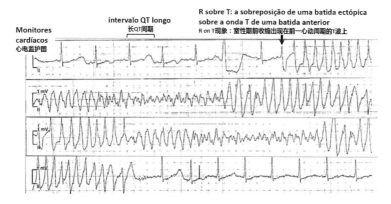

Fig. 58 ECG de TV do tipo torsades de pointes de monitores cardíacos.

（图58 心电监护上的尖端扭转型室性心动过速的心电图）

Significado clínico

(1) É uma arritmia maligna grave e mortal. Os pacientes podem sofrer perturbações hemodinâmicas e perda de consciência durante um ataque deste TV.

(2) A maioria dos pacientes têm QT longo de várias causas: síndrome do QT longo congênita, hipocalemia, reacções adversas aos medicamentos (como amiodarona, antidepressivos tricíclicos e tetracíclicos, etc.).

(3) Principais modalidades de tratamento: sulfato de magnésio intravenoso, utilização de medicamentos para aumentar o frequência cardíaca, colocação de pacemakers temporários, etc.

(4) Alguns pacientes são candidatos para implante de CDI.

45. 尖端扭转型室性心动过速

尖端扭转型室性心动过速的特点（图 58）

（1）室速呈现为 QRS 波起伏变化，并围绕基线出现极性方向的变化。

（2）发作间歇期的心电图可有心率校正后 QT 间期（QTc）延长的表现。

（3）正常的 QTc 值约为 0.44 s，尽管它存在个体差异和性别差异。

临床意义

（1）这是一种严重的、致命的恶性心律失常。患者在尖端扭转型的室性心动过速发作时可能会出现血流动力学紊乱和意识丧失。

（2）大多数患者存在各种原因引起的长 QT：如先天性长 QT 综合征、低钾血症、药物的不良反应（如胺碘酮、三环类和四环类抗抑郁药等）。

（3）主要治疗方式：静脉注射硫酸镁，使用提高心率的药物，植入临时起搏器等。

（4）有些患者适合植入植入型心律转复除颤器（ICD）。

46. Ondas Q patológicas

Em que derivações podem geralmente ser vistas as ondas Q/q?

(1) A onda Q ou q pode ser vista em derivações V_1 ou V_2, mas não ser complexo QS.

(2) A onda Q ou q pode ser vista nas derivações, excepto aVR, aVL, e Ⅲ.

(3) A onda q pode ser vista nas derivações Ⅰ, Ⅱ, aVF, ou V_4 a V_6, mas não ser a onda Q.

(4) Para além do acima referido, se estiverem presentes ondas Q ou q, estas precisam de ser consideradas ondas Q patológicas.

Significado clínico

(1) Na maioria dos casos, a presença de ondas Q patológicas indica enfarte transmural do miocárdio no local correspondente. (Fig. 59 Presença de ondas Q patológicas nas derivações Ⅱ, Ⅲ, aVF.)

(2) As seguintes condições têm de ser consideradas de acordo com a história do paciente:

①Miocardite (a onda Q é vista nas derivações V_1 a V_3).

②Cardiomiopatia hipertrófica (a onda Q pode ser vista nas derivações Ⅱ, Ⅲ, aVF, e V_4 a V_6). (Fig. 60)

③Síndrome de W-P-W (a onda Q pode ser vista nas derivações Ⅱ, Ⅲ, e aVF).

④Hipertrofia ventricular esquerda (a onda Q é vista nas derivações V_1 a V_3).

⑤BCRE (r onda é minúscula ou ausente nos derivações Ⅱ, Ⅲ, aVF, e V_1 a V_3).

⑥Embolia pulmonar maciça (uma onda Q é vista nas derivações V_1 a V_4).

(3) Com base na apresentação clínica, pode fazer ecocardiograma, Raio-x do tórax, análise de marcadores de lesão miocárdica (CK, CKMB, Troponin, etc.), análise de gases sanguíneos, etc.

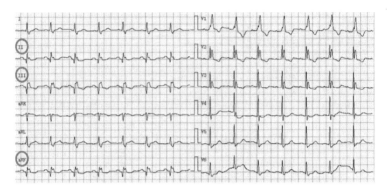

Fig. 59 Enfarte da parede inferior do miocárdio antigo

（图 59　陈旧性下壁心肌梗死）

Tem outro problema nesto ECG? ☐ Tem　　☐ Não tem (这张心电图还合并有别的问题吗？)

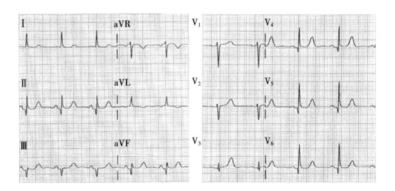

Fig. 60 Onda Q patológica numa ECG do paciente com cardiomiopatia hipertrófica.（图 60　肥厚型心肌病）

46. 病理性 Q 波

正常情况下，哪些导联可以看见 Q/q 波？

（1）在 V_1 或 V_2 导联是可以看到 Q 或 q 波，但不应是 QS 型。

（2）除 aVR、aVL 和 Ⅲ 导联外，其他导联均可见到 Q 或 q 波。

（3）q 波可以在 Ⅰ、Ⅱ、aVF 或 V_4~V_6 导联看到，但不应出现 Q 波。

（4）除上述情况外，如果出现 Q 波或 q 波，要考虑是病理性 Q 波。

临床意义

（1）在大多数情况下，病理性 Q 波的出现表明患乾相应部位存在透壁心肌梗死。如图 59，在 Ⅱ、Ⅲ、aVF 导联有病理性 Q 波。

（2）根据患者的病史，还必须考虑以下情况：

①心肌炎（Q 波见于 V_1~V_3 导联）。

②肥厚型心肌病（Q 波可在 Ⅱ、Ⅲ、aVF 和 V_4~V_6 导联看到）（图 60）。

③ WPW 综合征（在 Ⅱ、Ⅲ 和 aVF 导联可见到 Q 波）。

④左心室肥大（Q 波见于 V_1~V_3 导联）。

⑤完全性左束支传导阻滞（R 波在 Ⅱ、Ⅲ、aVF 和 V_1~V_3 导联中很小或没有）。

⑥大面积肺栓塞（在 V_1~V_4 导联出现 Q 波）。

（3）根据临床表现，你可以进行超声心动图、胸部 X 线检查、心肌损伤标志物分析（CK、CKMB、肌钙蛋白等）、血气分析等检查。

47. Enfarte agudo do miocárdio com elevação do segmento ST (EMCST)

O EMCST é uma doença cardíaca grave e comum. O ECG é um teste importante no diagnóstico de EMCST e os clínicos precisam de estar em alerta máximo para estas alterações do ECG. Poderíamos dividir o EMCST em fases através dos seus traçados de ECG. Contudo, estas fases são definidas artificialmente, e estas mudanças típicas não aparecem em toda a gente. As alterações típicas de ECG do EMCST são as seguintes:

(1) Fase super-aguda (Início de fase, minutos a Horas)

Características de ECG (Fig. 61 Presença alterações típicas do ST-T na derivações V_1 a V_6)

①Onda T alta, recta, e simétrica.

②Elevação ST com morfologia obliquamente recta.

③Nenhuma onda Q patológica.

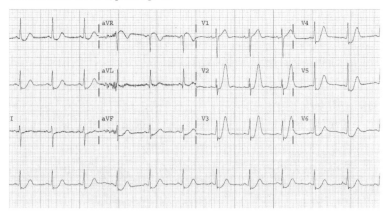

Fig. 61 Fase super-aguda de enfarte do miocárdio anterior.

（图 61　前壁心肌梗死的超急性期）

(2) Fase aguda (Início de fase, horas/dias a semanas)

Características de ECG (Fig. 62 Presença alterações típicas na derivações V_1 a V_6, I, avL e Fig. 63 Presença alterações típicas na derivações II, III, aVF e V_4 a V_6.)

①Onda T invertida.

②Elevação ST com morfologia/convexa obliquamente recta.

③Onda Q patológica.

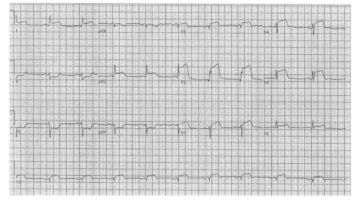

Fig. 62 Fase aguda de enfarte do miocárdio anterior e lateral esquerdo.

（图 62　前壁和左侧壁心肌梗死的急性期）

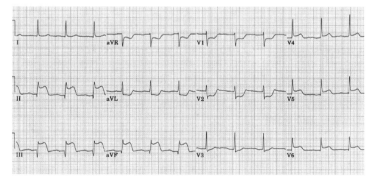

Fig. 63 Fase aguda de enfarte do miocárdio inferior e lateral.

（图 63　下壁和侧壁心肌梗死的急性期）

(3) Fase sub-aguda (Semanas a meses)

Características de ECG (Fig. 64 Presença alterações típicas na derivações V_1 a V_5)

①Ondas T invertidas mas mais pequenas, segmento ST na linha de base.

②Onda Q patológica.

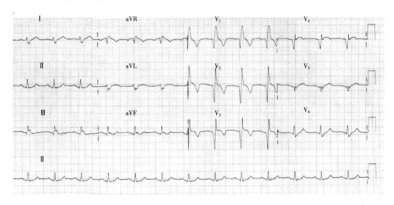

Fig. 64 Fase sub-aguda de enfarte do miocárdio anterior com.

（图 64　前壁心肌梗死的亚急性期）

(4) Fase de recuperação ou enfarte antigo (Vários meses depois)

Características de ECG (Fig. 65 Presença alterações típicas na derivações V_1 a V_3)

①Onda T em pé sem alterações.

②Segmento ST na linha de base sem mais alterações.

③Onda Q patológica.

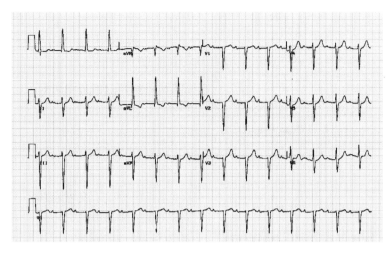

Fig. 65 Fase de recuperação ou de enfarte do miocárdio antigo anterior.

（图 65　心肌梗死陈旧性或恢复期阶段）

Tem outro problema neste ECG? □ Tem □ Não tem （这张心电图还合并有其他问题吗？）

O intervalo P-R é normal? □ Sim □ Não（PR间期是否正常？）

Significado clínico

(1) Os doentes com dores no peito que apresentam alterações típicas do ECG devem ser diagnosticados com enfarte agudo do miocárdio, que é potencialmente fatal e requer tratamento activo.

(2) Pode fazer análises de marcadores de lesão miocárdica (CK, CKMB, Troponin, etc.) e ecocardiograma para ajudar com o diagnóstico.

(3) Os pacientes na fase aguda precisam de cuidados de enfermagem e medicados.

(4) Os pacientes com enfarte do miocárdio podem também sofrer complicações que podem induzir a mudanças no seu estado.

(5) Além disso, o ECG pode dizer a localização do enfarte do miocárdio com base nas derivações em que os padrões básicos de enfarte do

miocárdio estão presentes. (Quadro 4. Localização do enfarte do miocárdio no ECG)

Quadro 4. Localização do enfarte do miocárdio no ECG

localização do enfarte do miocárdio	Derivações correspondentes
Parede inferior	II, III e aVF
Parede anterior	V_1, V_2 e V_3
Parede anterior extensivo	V_1, V_2, V_3, V_4, V_5 e V_6
Parede lateral	V_5, V_6, I e aVL

47. ST 段抬高型心肌梗死（STEMI）

STEMI 是一种严重和常见的心脏疾病。心电图是诊断 STEMI 的重要检查手段，临床医生需要对这些心电图变化保持高度警惕。我们可以通过其心电图表现将 STEMI 分为几个阶段。然而，这些阶段是人为定义的，这些典型的变化并不出现在每个人身上。STEMI 的典型心电图变化过程如下：

（1）超急性期（初期阶段，发病几分钟至几小时）心电图特点

①高耸、直立、对称的 T 波。

② ST 段抬高，形态为斜直型。

③无病理性 Q 波。

如图 61，V_1~V_6 导联有典型的 ST–T 变化。

（2）急性期（初期阶段，发病数小时、数天至数周）心电图特点

①T波倒置。

②ST段抬高，形态呈斜直向上隆起状。

③出现病理性Q波。

如图62，V_1~V_6、Ⅰ、Ⅱ、Ⅲ、aVF和V_4~V_6导联有典型改变。

（3）亚急性期（发病数周至数月）心电图特点

①波倒置但深度较浅，ST段恢复到基线上。

②仍有病理性Q波。

如图64，V_1~V_5导联有典型改变。

（4）恢复期或陈旧期（发病数月后）心电图特点

①T波恢复直立并不再改变。

②ST段保持基线，再无进一步变化。

③病理性Q波留存。

如图65，V_1~V_3导联有典型改变。

临床意义

（1）有典型心电图变化的胸痛患者应被诊断为急性心肌梗死，因为这有可能是致命的，需要积极治疗。

（2）可做心肌损伤的标志物（CK、CKMB、肌钙蛋白等）和超声心动图检查以帮助诊断。

（3）处于急性期的患者需要监护护理和药物治疗。

（4）心肌梗死患者还可能出现并发症，导致病情变化。

（5）此外，可以根据心电图不同导联所代表的不同部位的心肌这一基础，通过发生典型改变的导联组合来初步判断心肌梗死的位置（见表4）。

表4 心肌梗死部位的心电图定位

心肌梗死部位	通过相应导联推导
下壁	II 、III 和 aVF 导联
前壁	V_1、V_2、V_3、V_4、V_5 和 V_6 导联
侧壁	V_5、V_6、I 和 aVL 导联

48. Enfarte do miocárdio sem elevação do segmento ST (EMSST)

Características de ECG (Fig. 66, Fig. 67 e Fig. 68)

(1) O segmento P-R é geralmente utilizado como linha de base para comparar e julgar a depressão do segmento ST.

(2) Como mostra a figura 66, a depressão do segmento ST é variada, tal como a depressão da ponta J, depressão ascendente, depressão horizontal, e depressão descendente (a especificidade do segmento ST para o diagnóstico da isquemia miocárdica melhora gradualmente). As inversões das ondas T podem ser combinadas.

Como mostra a figura 67, pode ser visto que EMSST com depressão do segmento ST nas derivações Ⅱ, Ⅲ, e aVF. Como mostra a figura 68, pode ser visto que EMSST com depressão do segmento ST nas derivações V₂ a V₅.

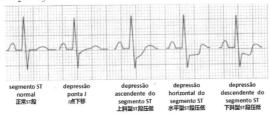

Fig. 66 A depressão do segmento ST é variada.（图 66　ST 段压低）

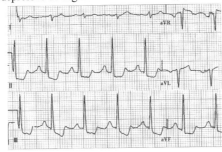

Fig. 67 EMSST com depressão do segmento ST nas derivações Ⅱ, Ⅲ, e aVF.
（图 67　Ⅱ、Ⅲ和 aVF 导联 ST 段压低的非 ST 段抬高型心肌梗死）

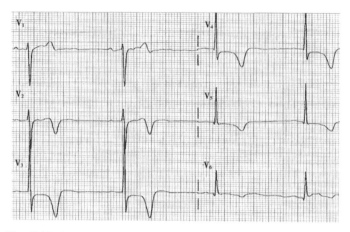

Fig. 68 EMSST com depressão do segmento ST nas derivações V₂ a V₅.

（图 68　V₂ 到 V₅ 导联 ST 段压低的非 ST 段抬高型心肌梗死）

Significado clínico

(1) Os doentes com dores no peito que apresentam alterações típicas do ECG podem ser diagnosticados com enfarte agudo do miocárdio, que é potencialmente fatal e requer tratamento activo.

(2) Muitas doenças podem causar depressão do segmento ST. Algumas outras doenças precisam de ser descartadas, tal como hipertrofia ventricular e bloqueio de ramo.

(3) Pode fazer análise de marcadores de lesão miocárdica (CK, CKMB, Troponin, etc.) e ecocardiograma para ajudar com o diagnóstico.

(4) Os pacientes com EMSST podem também sofrer complicações que podem induzir a mudanças no seu estado.

(5) Se o paciente tiver dores torácicas intermitentes, um ECG durante o início da dor torácica pode ser comparado a um ECG na ausência de sintomas para ajudar no diagnóstico.

48. 非 ST 段抬高型心肌梗死（NSTEMI）

心电图特点

（1）PR 段通常被用来作为比较和判断 ST 段压低的参考基线。

（2）ST 段压低是多种多样的，如 J 点下移、上斜型压低、水平压低、下斜型压低等，按上述描述 ST 段压低形态的顺序，诊断心肌缺血的特异性逐步提高。ST 段压低可合并 T 波倒置。

如图 66，在 ST 段压低的形态是多种多样的；如图 67，在 Ⅱ、Ⅲ 和 aVF 导联可见 ST 段压低的非 ST 段抬高型心肌梗死；如图 68，在 V_2~V_5 导联可见 ST 段压低的非 ST 段抬高型心肌相梗死。

临床意义

（1）有典型心电图变化的胸痛患者应被诊断为急性心肌梗死，因为这有可能是致命的，需要积极治疗。

（2）许多疾病可引起 ST 段压低。需要排除一些其他疾病，如心室肥厚和束支传导阻滞。

（3）可进行心肌损伤的标志物（CK、CKMB、肌钙蛋白等）和超声心动图检查以帮助诊断。

（4）非 ST 段抬高型心肌梗死患者也可能出现并发症，导致病情变化。

（5）如果患者有间歇性胸痛，可将胸痛发生时的心电图与无症状时的心电图进行比较，以帮助诊断。

49. Hipercalemia com onda T apiculada

Características de ECG (Fig. 69)

(1) Tem uma onda T apiculada, em tenda, com base estreita.

(2) Mais fácil de ser visualizada nas derivações II, III e V_2~V_4.

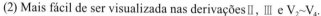
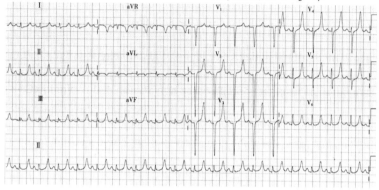

Fig. 69 ECG de hipercalemia com onda T apiculada típica.

（图 69　伴高尖 T 波的高钾血症心电图）

Significado clínico:

(1) Níveis séricos associados: 5,5~6,5 mmol/L.

(2) Mais frequentemente visto em pacientes com insuficiência renal.

(3) Se a hipercalemia não for corrigida a tempo, o paciente pode desenvolver ainda mais outras arritmias cardíacas. Níveis muito elevados de potássio podem ser capazes de inibir a condução entre os miócitos. Caso o distúrbio não seja tratado nesse momento, pode se considerar um momento pré terminal, onde a consequência pode ser fibrilhação ventricular ou assistolia por bloqueio completo da condução ventricular.

49. 伴高尖 T 波的高钾血症

伴高尖 T 波的高钾血症的心电图特点（图 69）

（1）有一个尖锐的、帐篷样的 T 波，基部变窄。

（2）在 II 、III 和 V_2~V_4 导联中更容易看到这种 T 波改变。

临床意义

（1）相关的血清钾水平多在 5.5~6.5 mmol/L。

（2）多见于肾功能不全的患者。

（3）如果高钾血症没有得到及时纠正，患者可能会进一步出现其他心律失常。血钾过高可能够抑制心肌细胞间的传导。如果此时不进行治疗，可能会出现严重后果，例如由于心室传导完全阻断而出现心室颤动或心电静止。

50. Hipocalemia

Características de ECG

(1) Hipocalemia leve: quando o nível sérico de potássio está aproximadamente entre 3.0~3.5 mmol/L, a amplitude da onda T diminui progressivamente, e a amplitude da onda U é tão pequena como a onda T. (Fig. 70)

(2) Hipocalemia grave: quando o nível de soro de potássio é inferior a 3.0 mmol/L, há um aumento aparente da amplitude da onda U, e a onda U torna-se mais alta do que a onda T. Quando o nível de soro de potássio é inferior a 1.5 mmol/L, a onda T e a onda U podem fundir-se, o que é mais óbvio nas derivações V_2 a V_5. (Fig. 71)

(3) O segmento ST deprime-se progressivamente.

(4) A duração do complexo QRS é prolongado.

(5) O intervalo P-R é ligeiramente prolongado.

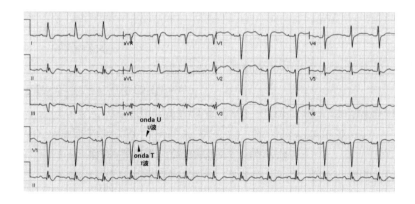

Fig. 70 ECG de hipocalemia leve（图 70　轻度低钾血症心电图）

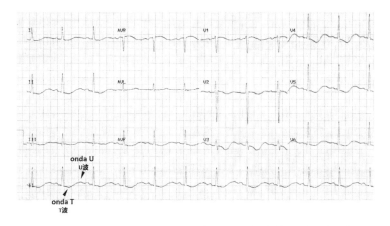

Fig. 71 ECG de hipocalemia grave（图 71　严重低钾血症心电图）

Significado clínico

(1) Mais frequentemente visto em pacientes com vómitos e diarreias frequentes, pacientes em diuréticos de longa duração, pacientes de cortisolismo supra-renal, etc.

(2) Se a hipocalemia não for corrigida a tempo, o paciente pode desenvolver ainda mais outras arritmias cardíacas.

(3) Arritmias associadas: extrassístoles atriais, ventriculares, bradicardia sinusal, taquicardia auricular, taquicardia juncional, bloqueio atrioventricular, taquicardia ventricular (TV) e fibrilhação ventricular (FV).

(4) A hipocalemia pode associar-se com a hipomagnesemia.

50. 低钾血症

低钾血症心电图的特点

（1）轻度低钾血症：当血清钾水平为 3.0~3.5 mmol/L 时，T 波振幅逐渐降低，U 波振幅与 T 波一样小。（图 70）

（2）严重低钾血症：当血清钾水平低于 3.0 mmol/L 时，U 波振幅明显增大，U 波幅度高于 T 波；当血清钾水平低于 1.5 mmol/L 时，T 波和 U 波可能合并，在 V_2~V_5 导联最为明显。（图 71）

（3）ST 段逐渐压低。

（4）QRS 波持续时间延长。

（5）PR 间期略微延长。

临床意义

（1）多见于频繁呕吐和腹泻的患者、长期服用利尿剂的患者、肾上腺皮质醇增多症患者等。

（2）如果低钾血症没得到及时纠正，患者可能会进一步发展为其他心律失常。

（3）常见伴随的心律失常：房性和室性期外收缩、窦性心动过缓、房性心动过速、交界性心动过速、房室传导阻滞、室性心动过速和心室颤动。

（4）低钾血症可能与低镁血症同时发生。

51. Alternantes elétricos

Características de ECG (Fig. 72)

(1) Alternantes elétricos é um fenômeno eletrocardiográfico de alternância da amplitude ou eixo do complexo QRS entre os batimentos e uma possível linha de base errante.

(2) O intervalo R-R permanece inalterado.

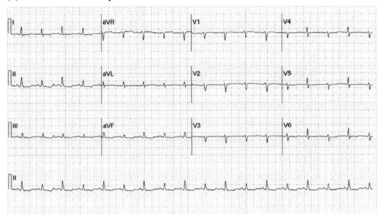

Fig. 72 ECG de alternantes elétricos com taquicardia sinusal.

（图 72　窦性心动过速合并电交替现象）

Significado clínico

(1) É observado no tamponamento cardíaco e derrame pericárdico grave.

(2) Os pacientes com tamponamento pericárdico podem ter uma combinação de perturbações hemodinâmicas e condições de risco de vida.

(3) Fazer ecocardiograma mais cedo possível e pericardiocentese para drenagem se confirmada.

51. 电交替现象

电交替现象心电图的特点（图 72）

（1）电交替是一种心电图现象，即 QRS 波的振幅或轴线在各次搏动之间交替变化，并可能出现基线漂移。

（2）RR 间期保持不变。

临床意义

（1）在心脏压塞和严重的心包积液中可以观察到。

（2）心脏压塞的病人可能同时存在血流动力学障碍和危及生命的情况。

（3）尽快进行超声心动图检查，如果确认为心包积液所致，则需进行心包穿刺引流。

52. Efeito Digitálico

Características de ECG (Fig. 73)

(1) O segmento ST deprime, que é côncavo para cima, como um gancho de mudança.

(2) A onda T pode ser bifásica com a sua diminuição de amplitude.

(3) O intervalo Q-T é encurtado.

(4) O intervalo P-R prolongado: BAV de 1ºgrau.

(5) A onda U aumenta em altura.

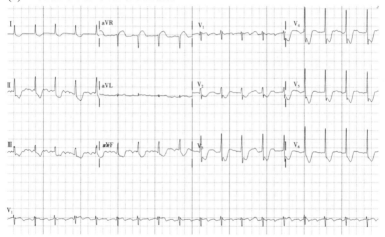

Fig. 73 ECG de efeito digitálico（图 73　洋地黄效应的心电图）

Significado clínico

(1) Comumente visto em pacientes com medicamentos digitálicos por muito tempo.

(2) Os principais efeitos adversos observados são:

①Arritmias (doses elevadas podem causar arritmias por fibrilhação ventricular);

②Náuseas, vômitos e diarreia;

③ Distúrbios visuais e sintomas neurológicos;

④Pode ocorrer visão amarela ou verde e diplopia.

52. 洋地黄效应

洋地黄效应心电图的特点（图 73）

（1）ST 段呈凹陷状，是向上凹陷的，像一个移位的鱼钩。

（2）T 波可以是双相的，其振幅减小。

（3）QT 间期缩短。

（4）PR 间期延长：如一度房室传导阻滞。

（5）U 波增大。

临床意义

（1）常见于长期使用洋地黄药物的患者。

（2）观察到的主要不良反应包括：

①心律失常（大剂量可引起心室颤动）。

②恶心、呕吐和腹泻。

③视觉改变和神经系统症状。

④可能出现黄视或绿视、复视症状。

53. Exercícios de diagnóstico de ECG
（心电图诊断练习 *）

Pergunta 1 (问题 **1)**

(1) Ritmo cardíaco: ☐ Regular ☐ Irregular ☐ Parte irregular

(2) Frequência cardíaca:_____bpm

(3) Desvio do Eixo eléctrico:
☐ Normal ☐ Direito ☐ Esquerdo ☐ Indeterminado

(4) Onda P: ☐ Sinusal ☐ Não sinusal ☐ Ausência

(5) Intervalo P-R: ☐ Normal ☐ Prolongado ☐ Cortado

(6) Complexo QRS: ☐ Normal ☐ Alargando ☐ Voltagem alta
☐ Voltagem baixa ☐ Ausência ☐ Ondas Q patológicas

(7) Segmento ST: ☐ Normal ☐ Elevado ☐ Depressivo

(8) Onda T: ☐ Normal ☐ Apiculada ☐ Plana
☐ Anormalmente invertida

(9) Onda U: ☐ Aparecendo ☐ Não aparecendo

(10) Intervalo Q-T: ☐ Normal ☐ Prolongado ☐ Cortado

(11) Outras anomalias: _____

_____

(12) Tentativa de escrever um diagnóstico de ECG: _____

_____

---

* 由于此部分内容仅针对当地医务人员使用，故未进行中文翻译。

Pergunta 2 (问题 2)

(1) Ritmo cardíaco: ☐ Regular   ☐ Irregular   ☐ Parte irregular

(2) Frequência cardíaca:_____bpm

(3) Desvio do Eixo eléctrico:
    ☐ Normal   ☐ Direito   ☐ Esquerdo   ☐ Indeterminado

(4) Onda P: ☐ Sinusal   ☐ Não sinusal   ☐ Ausência

(5) Intervalo P-R: ☐ Normal   ☐ Prolongado   ☐ Cortado

(6) Complexo QRS: ☐ Normal   ☐ Alargando   ☐ Voltagem alta
    ☐ Voltagem baixa   ☐ Ausência   ☐ Ondas Q patológicas

(7) Segmento ST: ☐ Normal   ☐ Elevado   ☐ Depressivo

(8) Onda T: ☐ Normal   ☐ Apiculada   ☐ Plana
    ☐ Anormalmente invertida

(9) Onda U: ☐ Aparecendo   ☐ Não aparecendo

(10) Intervalo Q-T: ☐ Normal   ☐ Prolongado   ☐ Cortado

(11) Outras anomalias: _____
_____

(12) Tentativa de escrever um diagnóstico de ECG:_____
_____

Pergunta 3 (问题 3)

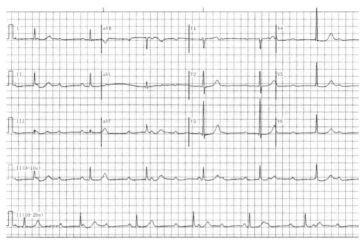

(1) Ritmo cardíaco: ☐ Regular   ☐ Irregular   ☐ Parte irregular

(2) Frequência cardíaca: _____bpm

(3) Desvio do Eixo eléctrico:

   ☐ Normal   ☐ Direito   ☐ Esquerdo   ☐ Indeterminado

(4) Onda P: ☐ Sinusal   ☐ Não sinusal   ☐ Ausência

(5) Intervalo P-R: ☐ Normal   ☐ Prolongado   ☐ Cortado

(6) Complexo QRS: ☐ Normal   ☐ Alargando   ☐ Voltagem alta

   ☐ Voltagem baixa   ☐ Ausência   ☐ Ondas Q patológicas

(7) Segmento ST: ☐ Normal   ☐ Elevado   ☐ Depressivo

(8) Onda T: ☐ Normal   ☐ Apiculada   ☐ Plana

   ☐ Anormalmente invertida

(9) Onda U: ☐ Aparecendo   ☐ Não aparecendo

(10) Intervalo Q-T: ☐ Normal   ☐ Prolongado   ☐ Cortado

(11) Outras anomalias: _____

_____

(12) Tentativa de escrever um diagnóstico de ECG:_____

_____

Pergunta 4 (问题 4)

(1) Ritmo cardíaco: □ Regular   □ Irregular   □ Parte irregular

(2) Frequência cardíaca:_____bpm

(3) Desvio do Eixo eléctrico:

□ Normal   □ Direito   □ Esquerdo   □ Indeterminado

(4) Onda P: □ Sinusal   □ Não sinusal   □ Ausência

(5) Intervalo P-R: □ Normal   □ Prolongado   □ Cortado

(6) Complexo QRS: □ Normal   □ Alargando   □ Voltagem alta

□ Voltagem baixa   □ Ausência   □ Ondas Q patológicas

(7) Segmento ST: □ Normal   □ Elevado   □ Depressivo

(8) Onda T: □ Normal   □ Apiculada   □ Plana

□ Anormalmente invertida

(9) Onda U: □ Aparecendo   □ Não aparecendo

(10) Intervalo Q-T: □ Normal   □ Prolongado   □ Cortado

(11) Outras anomalias:_____

_____

(12) Tentativa de escrever um diagnóstico de ECG:_____

_____

Pergunta 5 (问题 5)

(1) Ritmo cardíaco: ☐ Regular ☐ Irregular ☐ Parte irregular

(2) Frequência cardíaca:_____bpm

(3) Desvio do Eixo eléctrico:

   ☐ Normal ☐ Direito ☐ Esquerdo ☐ Indeterminado

(4) Onda P: ☐ Sinusal ☐ Não sinusal ☐ Ausência

(5) Intervalo P-R: ☐ Normal ☐ Prolongado ☐ Cortado

(6) Complexo QRS: ☐ Normal ☐ Alargando ☐ Voltagem alta

   ☐ Voltagem baixa ☐ Ausência ☐ Ondas Q patológicas

(7) Segmento ST: ☐ Normal ☐ Elevado ☐ Depressivo

(8) Onda T: ☐ Normal ☐ Apiculada ☐ Plana

   ☐ Anormalmente invertida

(9) Onda U: ☐ Aparecendo ☐ Não aparecendo

(10) Intervalo Q-T: ☐ Normal ☐ Prolongado ☐ Cortado

(11) Outras anomalias:_____

_____

(12) Tentativa de escrever um diagnóstico de ECG:_____

_____

Respostas à pergunta

Pergunta 1:

Ritmo parte regular, Frequência cardíaca de 70bpm, desvio do Eixo eléctrico normal, onda P sinusal com uma onda P auricular (com uma extrasístole auricular), Intervalo P-R normal, Complexo QRS normal, Segmento ST normal, onda T normal, onda U aparecendo, Intervalo Q-T normal.

Diagnóstico de ECG: Ritmico sinusal com extrasístole auricular.

Pergunta 2:

Ritmo irregular, Frequência cardíaca de 140bpm, desvio do Eixo eléctrico normal, onda P sinusal ausência, Complexo QRS normal, Segmento ST normal, onda T normal, onda U não aparecendo, Intervalo Q-T normal.

Diagnóstico de ECG: Fibrilhação auricular (FA).

Pergunta 3:

Ritmo regular, Frequência cardíaca de 37bpm, desvio do Eixo eléctrico normal, onda P sinusal de 75bpm, Intervalos P-R variáveis, Complexo QRS normal, Segmento ST normal, onda T normal, onda U não aparecendo, Intervalo Q-T normal.

Diagnóstico de ECG: Bloqueio Atrioventricular (BAV) de 3°grau ou Total (BAVT), batimento de escape junctional.

Pergunta 4:

Ritmo regular, Frequência cardíaca de 60bpm, desvio do Eixo eléctrico normal, onda P sinusal, Intervalo P-R normal, Complexo QRS normal, Segmento ST elevado nas derivações Ⅱ, Ⅲ, avF, onda T normal, onda U não aparecendo, Intervalo Q-T normal.

Diagnóstico de ECG: Ritmico sinusal, enfarte agudo da parede inferior do segmento ST de elevação do miocárdio (EMCST).

Pergunta 5:

Ritmo regular, Frequência cardíaca de 180bpm, desvio do Eixo eléctrico esquerdo, onda P sinusal ausência, Complexo QRS normal, Segmento ST depressivo nas derivações II, III, avF, V_3 a V_6, onda T normal, onda U não aparecendo, Intervalo Q-T normal.

Diagnóstico de ECG: Taquicardia supraventricular com depressão do segmento ST secundária.

A Melhor Maneira de Aprender ECG É:

Ler Mais

Perguntar Mais

Praticar Mais

—— Dr. Li Qiao

Leitura Sugerida
（参考文献）

[1] Zeng R. Graphics-Sequenced Interpretation of ECG[M]. 1st ed. Singapore: Springer, 2020.

[2] Zhang XM. The Clinical Analysis and Diagnosis of ECG[M]. 2ed ed. China: People's Health Publishing House, 2018.

[3] John R H. The ECG Made Easy[M]. 9th ed. Edinburgh: Elsevier, 2019.

[4] John R H. The ECG in Practice[M]. 6th ed. Edinburgh: Elsevier, 2013.

[5] Richard D J, Stephen J G. ECGs By Example[M]. 3rd ed. Edinburgh: Elsevier, 2011.

[6] David R F. Basic Electrocardiography in Ten Days[M]. 1st ed. USA: McGraw-Hill, 2001.

后 记

2021 年 9 月 18 日，作为第 17 批援圣多美和普林西比中国医疗队（四川）队员，我踏上了远在大西洋彼岸几内亚湾的岛国——圣多美和普林西比民主共和国的土地，开启了我在非洲行医的一段宝贵人生经历。

这里有赤道海风，椰林徐徐的岛国风光；这里有淳朴善良，乐观豁达的圣普人民；这里有热情大方，渴求进步的医务人员。在这里工作、生活的日子里，我时刻都在想着如何更好地融入当地的文化环境，如何更好地讲好中国故事和传播中国文化，如何更好地贡献我的知识和力量。

虽然，这里的医疗条件还有限，很多方面还有待发展，我个人的力量可能显得微不足道，但我可以尽力奉献我所拥有的东西——实用的医学知识。心电图是一项临床常用的辅助检查，却不易理解掌握，因此我下定决心，编写一本《临床常见心电图手册》，来满足那一双双渴求知识的眼睛，也印刻下我在这里的微光。

此书编入了临床中最实用的心电图基本知识和最常见的心电图，概括了常见心电图的特点和背后的临床意义，作为一本口袋书，方便当地的各级医师、护理及医疗技术人员随时查阅学习。

在此，我要特别感谢所有的患者，他们是所有医务人员学习和成长过程中最好的老师，本书中多数心电图都来源于真正的患者，我们学习和掌握这些心电图，是为了去帮助更多的患者。

特别感谢四川大学华西医院刘伦旭常务副院长和心内科曾

锐教授对本书编撰的指导和大力支持；感谢第 17 批援圣多美和普林西比中国医疗队（四川）的队长杨轶及全体队员，为本书的编撰给予了大力支持，并提出了宝贵的建议和意见。感谢四川大学华西医院古丽丹老师，为本书的编撰收集整理了大量的图片信息并进行了中文审校。

感谢圣多美和普林西比民主共和国艾瑞斯·德·梅内泽斯医院心脏内科主任米利安·卡珊德拉医生，她与我共同保障了本书的专业性，同时也为本书的葡萄牙语审校工作做出了巨大贡献。感谢四川省卫生健康委员会国际交流中心的车婉婷老师，为本书的葡萄牙语翻译和审校提供了莫大帮助。

感谢中华人民共和国驻圣多美和普林西比民主共和国大使馆徐迎真大使、郝沁梅参赞和胡滨参赞，感谢四川省卫生健康委员会科教处彭博文处长（原国际合作处处长）、国际交流中心黎玲主任、国际交流中心原副主任夏宜成、国际交流中心卢霞科长和刘苏科长，感谢四川大学华西医院各级领导和心内科的同仁们，他们的关心和大力支持促成了本书的编撰，也为本书在与四川有卫生合作的葡语系国家的进一步推广提供了巨大帮助。

谨以此书，感谢我在圣普遇到过的每一位朋友，愿中圣普友谊长存！中非友谊长存！

第 17 批援圣多美和普林西比中国医疗队（四川）

四川大学华西医院　心脏内科　李　侨

2022 年 9 月

Epílogo

No dia 18 de Setembro de 2021, como um membro da 17ª Equipa Médica Chinesa a São Tomé e Príncipe, chegou à nação insular que fica no Golfo da Guiné do Oceano Atlântico e começava a minha experiência de vida preciosa de prática médica em África.

As paisagens do país são maravilhosas, com vento do equador soprar coqueirais; As pessoas do país são simpáticas e otimistas; Os profissionais de saúde são fervorosos e estudiosos. Durante a vida aqui, tenho pensado em como me integro na cultura local melhor, em como conto bem as histórias chinesas e divulgo a cultura chinesa e, em o que posso fazer para contribuir o meu saber.

Embora as condições médicas aqui ainda sejam limitadas e muitos aspectos estejam ainda por desenvolver, o meu poder pessoal pode parecer insignificante, mas vou dar o que tenho - conhecimentos médicos práticos para fazer alguma coisa.Não é fácil dominar ECGs apesar de ser um teste auxiliar comum no clínico. Decidi escrever o livro bilingue (Português e chinês) Livro de Bolso de Eletrocardiogramas (ECGs) Clínicos Comuns para satisfazer os olhos que querem estudar e para acender o meu brilhinho aqui.

Este livro conclui os conhecimentos de ECG mais práticos e os ECGs mais comuns na prática clínica, sumariando as características dos ECGs comuns e o significado clínico atrás deles, e serve como livro de bolso para fácil acesso e estudo por médicos, enfermeiros e técnicos médicos a todos os níveis do país.

Queria agradecer a todos os pacientes, eles são os melhores professores de todos os profissionais de saúde nos seus processos de estudos e trabalhos. A maior parte dos electrocardiograma é dos pacientes reais, o fim de estudarmos estes electrocardiograma é ajudar mais pacientes.

Agradecimento especial ao Senhor Vice-Diretor Executivo Liu Lunxu e Sr. Prof. Zeng Rui do Serviço de Cardiologia, ambos eles são do Hospital da China Ocidental, Universidade de Sichuan, agradeço pela orientação e apoio na compilação deste livro. Agradecimento ao

Chefe Yang Yi e todos os membros da 17ª Equipa Médica Chincsa a São Tomé e Príncipe pelo seu apoio na compilação e redação deste livro, também me daram sugestões preciosas. Agradecimento à Sr.ªGu Lidan (Hospital da China Ocidental, Universidade de Sichuan) pela coleção de imagens e revisão do conteúdo chinês.

Agradecimento à Sr.ªDr.ªDiretora Miryan Cassandra do Departamento de Cardiologia do Hospital Ayres de Menezes de S. Tomé e Príncipe, trabalhou comigo para garantir o profissionalismo deste livro e dou grande contribuição à revisão do conteúdo português. Agradecimento à Sr.ªChe Wanting (Centro de Intercâmbio Internacional da Comissão Provincial de Saúde de Sichuan) pela sua grande ajuda na tradução e revisão do livro.

Agradecimento à Sr.ªEmbaixadora Xu Yingzhen, Sr.ªConselheira Hu Qinmei e Sr. Conselheiro Hubin da Embaixada da República Popular da China na República Democrática de São Tomé e Príncipe; Agradecimento ao Sr. Diretor Peng Bowen da Divisão de Tecnologia e Educação da Comissão Provincial de Saúde de Sichuan (ex-diretor da Divisão de Cooperação Internacional da Comissão Provincial de Saúde de Sichuan); Agradecimento à Sr.ªDiretora Li ling, Sr. Ex-Vice-Diretor Xia Yicheng, Sr.ªLu Xia, Sr.ªLiu Su do Centro de Intercâmbio Internacional da Comissão Provincial de Saúde de Sichuan; Agradecimento aos colegas e aos diretores do Departamento de Cardiologia e do Hospital da China Ocidental, Universidade de Sichuan. A preocupação e forte apoio deles levou à compilação deste livro e ajudou a promoção do livro nos países lusofonos que têm cooperação na área de saúde com a província de Sichuan.

Com este livro, gostaria de agradecer a todos os amigos que conheci em São Tomé e Príncipe. Espero que a amizade entre a China e São Tomé e Príncipe dure para sempre! Viva a amizade entre a China e a África!

17ª Equipa Médica Chinesa a São Tomé e Príncipe
Serviço de Cardiologia,Hospital da China Ocidental, Universidade de Sichuan,
Li Qiao
Setembro de 2022